JAKOB STEFFENS

ADHS ERWACHSENE

WirmachenDruck.de
Sie sparen, wir drucken!

Email: info@edition-jt.de
www.edition-jt.de

JT Handels UG
Berumer Str. 44
26844 Jemgum

Inhalt

Über ADHS im Erwachsenenalter

Haben Sie sich jemals gefragt, ob ADHS im Erwachsenenalter eine reale Diagnose ist? Die Wahrheit ist, dass diese Frage viele Menschen beschäftigt, denn ADHS wird oft als eine Erkrankung angesehen, die nur Kinder betrifft. Die Realität ist jedoch, dass ADHS auch im Erwachsenenalter vorhanden sein kann und eine Herausforderung darstellt, die oft übersehen wird. Die Diagnose von ADHS im Erwachsenenalter ist nicht so einfach wie bei Kindern und viele Menschen leben jahrelang mit den Auswirkungen, ohne die Ursache ihrer Schwierigkeiten zu verstehen. In diesem Buch tauchen wir in die Welt dieser oft übersehenen und unbekannten Diagnose ein. Wir werden die Unterschiede zwischen ADHS und ADS beleuchten und die Hinweise auf ADHS im Erwachsenenalter erkunden. Dies wird Ihnen helfen, ein besseres Verständnis für Ihre eigenen Herausforderungen zu entwickeln und möglicherweise die Antworten zu finden, nach denen Sie gesucht haben. Im weiteren Verlauf des Buches widmen wir uns der ADHS-Toolbox. Hier finden Sie eine Vielzahl von Techniken und Strategien, die Ihnen dabei behilflich sein können, besser mit Ihren ADHS-Symptomen umzugehen und Ihr Leben erfolgreicher und effektiver zu gestalten. Diese Toolbox ist gefüllt mit bewährten Methoden, die Ihnen ermöglichen, Ihre Konzentration zu verbessern, Ihre Zeit effizienter zu nutzen und Ihre zwischenmenschlichen Beziehungen zu stärken. Egal, ob es um Zeitmanagement, Organisation oder Kommunikation geht, hier finden Sie wertvolle Ressourcen, um Ihre täglichen Herausforderungen anzugehen. Als Nächstes führt Sie das Workbook durch verschiedene Übungen, Fragen und Anleitungen, um sich selbst besser kennenzulernen und sich weiterzuentwickeln. Es bietet Ihnen einen strukturierten Ansatz, um persönliche Ziele zu setzen, Hindernisse zu überwinden und neue Fähigkeiten zu entwickeln. Dieses Arbeitsbuch dient als aktives Werkzeug zur Selbstreflexion, Selbsterkundung und Bewältigung alltäglicher Herausforderungen. Und schließlich gibt es noch einen besonderen Bonus, der sich mit der Gesundheit und Selbstfürsorge für neurodivergente Menschen befasst. Denn es ist wichtig, zu erkennen, dass ADHS nicht nur die kognitiven und emotionalen Aspekte des Lebens beeinflusst, sondern auch die körperliche Gesundheit. In diesem Bonuskapitel erhalten Sie wertvolle Tipps und Anregungen, um Ihre Gesundheit zu fördern, sich selbst zu pflegen und ein ausgewogenes Leben zu führen. Tauchen Sie ein in die Welt dieses Ratgebers und entdecken Sie, wie Sie mit den Herausforderungen von ADHS umgehen und ein erfülltes Leben führen können. Lassen Sie uns gemeinsam die Werkzeuge erkunden, die Ihnen helfen, Ihre Symptome zu bewältigen, Ihre Stärken zu nutzen und Ihr volles Potenzial zu entfalten.

Hinweis: In diesem Buch finden Sie einen QR-Code, der Sie zu Audiodateien führt. Falls Sie keine Möglichkeit haben, den QR-Code zu scannen, können Sie die Datei auch über diesen Link finden: https://bit.ly/48ZSmxd

ADHS & Erwachsene: Eine (noch) unbekannte Diagnose

ADHS oder Aufmerksamkeitsdefizit-/Hyperaktivitätsstörung ist eine neurobiologische Erkrankung, die typischerweise mit Hyperaktivität, Impulsivität und Aufmerksamkeitsdefiziten einhergeht. Während ADHS früher fälschlicherweise hauptsächlich als eine Störung angesehen wurde, die in der Kindheit auftritt und im Erwachsenenalter wieder verschwindet, weiß man heute, dass viele Menschen auch im Erwachsenenalter an ADHS leiden.

Definition: ADHS
ADHS ist eine neurologische Entwicklungsstörung, die sich durch Aufmerksamkeitsprobleme, Hyperaktivität und Impulsivität äußert.

Im Erwachsenenalter haben viele Menschen mit ADHS gelernt, sich an ihr soziales Umfeld anzupassen, um ihre Schwierigkeiten zu kompensieren. Dennoch sind die Aufmerksamkeitsdefizite ähnlich ausgeprägt wie in der Kindheit. Menschen mit ADHS haben oft Schwierigkeiten, sich auf Aufgaben zu konzentrieren, insbesondere auf langweilige oder sich wiederholende Aufgaben. Außerdem kann es für sie eine Herausforderung sein, ihre Konzentration auf eine einzige Sache zu fokussieren. Sie können auch Schwierigkeiten haben, sich zu organisieren und Prioritäten zu setzen. Impulsivität tritt bei Erwachsenen mit ADHS häufig in Form von Ungeduld, unbedachten Äußerungen oder spontanen Handlungen auf. Dies kann zu Schwierigkeiten in zwischenmenschlichen Beziehungen führen, da Menschen mit ADHS Probleme haben können, ihre Gefühle zu kontrollieren. Die Hyperaktivität bei Erwachsenen mit ADHS äußert sich häufig in Nervosität, Anspannung und einer ausgeprägten inneren Unruhe. Die Betroffenen können Mühe haben, still zu sitzen oder ruhig zu bleiben, besonders in hektischen oder stressigen Situationen. Dies kann zu Einschlaf- und Durchschlafstörungen führen, die sich negativ auf die allgemeine Gesundheit und das Wohlbefinden auswirken können. Sicher werden Sie sich gefragt haben, worin die Unterschiede zwischen ADHS im Erwachsenenalter und der Kindheit liegen. Diese finden Sie daher nachfolgend zur Verdeutlichung einmal aufgelistet.

Auf einen Blick:
Die Unterschiede von ADHS in der Kindheit und im Erwachsenenalter

ADHS in der Kindheit	**ADHS im Erwachsenenalter**
Hyperaktivität	Unaufmerksamkeit
Impulsivität	Desorganisation
Unaufmerksamkeit	Innere Unruhe
Geringe Frustrationstoleranz	Emotionale Labilität

Die Diagnose ADHS im Erwachsenenalter ist nach wie vor relativ unbekannt und viele Betroffene haben Schwierigkeiten, die richtige Unterstützung zu finden. Im folgenden Kapitel erfahren Sie, warum es nicht so einfach ist, ADHS im Erwachsenenalter zu diagnostizieren. Es gibt viele Faktoren, die eine Diagnose erschweren können, z. B. fehlende Symptome in der Kindheit oder die Fehldiagnose einer anderen Störung. Die Ausprägung der Erkrankung kann von Mensch zu Mensch sehr unterschiedlich sein, was die Diagnose zusätzlich erschweren kann. Wir werden uns mit dem Unterschied zwischen ADS und ADHS beschäftigen und die Anzeichen von ADHS aufzeigen, damit Sie Ihre Symptome besser einschätzen können. Außerdem erhalten Sie einen Einblick in das Leben mit ADHS und die Herausforderungen, die damit verbunden sein können. Wenn Sie also vermuten, dass Sie oder jemand in Ihrem Umfeld von ADHS betroffen sein könnten, sind Sie hier genau richtig. Lesen Sie weiter, um mehr über diese oft unterschätzte Störung und ihre Auswirkungen auf das Leben zu erfahren.

Neurodivergenz: Sind wir nicht alle ein bisschen besonders?

Neurodivergenz ist ein Begriff aus dem amerikanischen Sprachraum, der sich auf die Unterschiede im Gehirn und im Verhalten von Menschen bezieht. Im Gegensatz zur medizinisch-defizitorientierten Diagnostik, die auf Krankheit oder Störung ausgerichtet ist, geht es bei Neurodivergenz eher um die Heterogenität des Menschen, also seine Unterschiedlichkeit. Der Fokus liegt auf den individuellen Unterschieden und der Anerkennung der Vielfalt.

Neurodivergenz umfasst verschiedene neurologische Unterschiede, die sich im Verhalten, in der Interaktion und in der Wahrnehmung manifestieren können. Dazu gehören zum Beispiel ADHS, Autismus, Tourette-Syndrom, Legasthenie oder auch Depressionen und Angststörungen. Die Merkmale können sehr unterschiedlich ausgeprägt sein und sich in verschiedenen Lebensbereichen zeigen. Einige Menschen können von ihren neurodivergenten Merkmalen profitieren und ihre Fähigkeiten in bestimmten Bereichen verbessern.

Definition Neurodivergenz
Neurodivergenz bedeutet im Wesentlichen Abweichung von der Norm. Neurodivergenz bezeichnet hierbei die Unterschiede in der Art und Weise, wie das Gehirn funktioniert und reagiert, im Vergleich zu dem, was als „typisch" angesehen wird. Menschen mit neurodivergenten Unterschieden können verschiedene Diagnosen wie Autismus, ADHS oder Legasthenie haben und bringen oft einzigartige Fähigkeiten und Perspektiven mit.

Das Bedürfnis von Menschen mit Neurodivergenz ist es, ihre Fähigkeiten und Potenziale bestmöglich zu nutzen. Dabei geht es nicht nur um die Bewältigung von Herausforderungen, sondern auch um die Förderung von Stärken und Interessen. Statt sich ausschließlich auf Defizite und Schwächen zu konzentrieren, sollten individuelle Fähigkeiten und Talente wertgeschätzt und gefördert werden. Es ist entscheidend, dass neurodiverse Menschen die Möglichkeit haben, ihre Fähigkeiten zu entwickeln und sich auf ihre Stärken zu konzentrieren.

Neurodivergenz wird daher als eine positive und wertvolle Eigenschaft angesehen, die die Vielfalt und Stärke der menschlichen Gesellschaft erhöht. Menschen mit neurodivergenten Unterschieden bringen oft einzigartige Fähigkeiten und Perspektiven mit, die helfen können, komplexe Probleme zu lösen und kreative Lösungen zu finden.

Beispiel:
In einem auf Softwareentwicklung spezialisierten Unternehmen wurde beschlossen, Personen mit neurodivergenten Unterschieden einzustellen, um das Team zu erweitern und von ihren einzigartigen Fähigkeiten und Perspektiven zu profitieren. Einer der neuen neurodivergenten Mitarbeiter hat besondere Fähigkeiten in der Datenanalyse und kann komplexe Daten schnell und effektiv verarbeiten. Ein anderer Mitarbeiter hat Schwierigkeiten im zwischenmenschlichen Bereich, ist aber sehr kreativ und kann unkonventionelle Lösungen für Probleme finden, die andere vielleicht übersehen haben. Durch die Einbindung von Menschen mit neurodivergenten Unterschieden am Arbeitsplatz können diese ihre Stärken und Fähigkeiten einbringen und zur Steigerung der Effizienz und Produktivität beitragen. Dies kann auch zu einer Verbesserung der Unternehmenskultur beitragen. Die Mitarbeiter lernen, Unterschiede zu schätzen und zusammenzuarbeiten, um die Unternehmensziele zu erreichen.

Anhand dieses Beispiels wird deutlich, wie die Neurodiversitätsbewegung danach strebt, neurodiverse Menschen in ihren individuellen Potentialen zu unterstützen, anstatt sich auf die Hervorhebung von Unterschieden zu konzentrieren. Die Neurodiversitätsbewegung strebt daher danach, neurodivergente Menschen in ihrem individuellen Sein und ihrer authentischen Selbstdarstellung zu unterstützen und zu fördern, anstatt sie zu pathologisieren oder mit Störungsbildern zu etikettieren. Statt auf einer Heilung neurologischer Unterschiede liegt der Fokus auf der Anerkennung und Nutzung der individuellen Fähigkeiten und Interessen neurodiverser Menschen. Es gibt verschiedene Möglichkeiten, das individuelle Potenzial zu nutzen. Eine Möglichkeit besteht darin, die Fähigkeiten und Interessen neurodiverser Menschen zu erkennen und zu fördern. Dabei können sie von der Unterstützung und Beratung von Fachleuten profitieren, die sich auf die Bedürfnisse von Menschen mit neurodivergenten Erkrankungen spezialisiert haben. Eine positive Einstellung und eine offene Haltung können ebenfalls dazu beitragen, dass sich neurodiverse Menschen selbstbewusster und erfolgreicher fühlen.

Neurodivergente Menschen hingegen haben manchmal Schwierigkeiten, Dinge auf die gleiche Weise zu tun wie andere oder den „normalen" Erwartungen gerecht zu werden. Alltägliche Anforderungen können für sie erhebliche Herausforderungen darstellen und sie benötigen alternative Strategien und Hilfsmittel, um ihre Ziele zu erreichen. Dies kann den Einsatz von speziellen Lernmethoden, Schutzmaßnahmen vor Reizüberflutungen oder regelmäßige Ruhephasen beinhalten.

Im Rahmen der Neurodiversität und Neurodivergenz spielen verschiedene Faktoren eine Rolle. Dazu gehören unter anderem Unterschiede in der Wahrnehmung, wie die Intensität der Sinneswahrnehmungen oder die Art und

Weise, wie Sinneseindrücke verarbeitet werden. Des Weiteren spielen Unterschiede im neurochemischen Stoffwechsel eine Rolle, beispielsweise bei Störungen wie ADHS, bei denen bestimmte Neurotransmitter anders abgebaut werden. Zudem unterscheiden sich neurodivergente Menschen in ihren neuronalen Verknüpfungen, was Auswirkungen auf die Art des Lernens, das Abrufen von Wissen und die Verarbeitung von Sinneseindrücken haben kann. Es ist wichtig, zu beachten, dass es verschiedene Ausprägungen und Schweregrade der Neurodivergenz gibt. In einigen Fällen kann eine starke Ausprägung zu einer deutlichen Beeinträchtigung im Alltag führen, bei der eine klare Diagnose und Behandlung erforderlich sein kann.

Es ist von großer Bedeutung, dass Sie sich als Teil der Gesellschaft für die Anerkennung und Wertschätzung von neurodiversen Menschen engagieren. Setzen Sie sich aktiv dafür ein, ihre Fähigkeiten und Potenziale zu fördern und ihre Lebensqualität zu verbessern. Konzentrieren Sie sich nicht ausschließlich auf ihre Schwächen und Defizite, sondern erkennen Sie an, dass Neurodivergenz einen bedeutenden Teil unserer menschlichen Vielfalt ausmacht. Unterstützen Sie die Anerkennung und Wertschätzung für neurodiverse Menschen!

Warum eine Diagnose im Erwachsenenalter häufig nicht so leicht ist

Die Diagnose von ADHS im Erwachsenenalter kann besonders schwierig sein. Die Symptome können mit anderen psychischen Störungen wie Depressionen oder Angstzuständen zusammenhängen, was eine genaue Diagnose erschwert. Es ist zu beachten, dass ADHS mit dem Erwachsenwerden nicht einfach verschwindet. ADHS wurde lange Zeit als eine Störung angesehen, die nur bei Kindern auftritt, und die Aufmerksamkeit richtete sich daher hauptsächlich auf die Diagnose und Behandlung bei Kindern. Viele Menschen mit ADHS haben bereits als Kinder oder Jugendliche Symptome gezeigt, die bis ins Erwachsenenalter andauern.Die Symptome von ADHS können jedoch im Erwachsenenalter anders aussehen als bei Kindern. Während Kinder mit ADHS oft hyperaktiv und impulsiv sind, können Erwachsene eher mit innerer Unruhe, Konzentrationsproblemen, impulsivem Verhalten, Stimmungsschwankungen und Problemen mit der Organisation und Zeitplanung kämpfen. Diese Symptome können aber auch auf andere psychische Erkrankungen oder Lebensumstände hinweisen, was die Diagnose erschwert. Diese Umstände erklären auch, warum viele ADHS-Erkrankungen im Erwachsenenalter lange Zeit im Verborgenen bleiben.

ADHS im Erwachsenenalter wird deshalb meist erst spät erkannt, da viele Betroffene Strategien entwickeln, um mit ihren Symptomen umzugehen. Sie können beispielsweise lernen, ihre Konzentration und Impulskontrolle zu verbessern oder Strukturen zu schaffen, die ihnen helfen, ihren Alltag besser zu bewältigen. Diese Anpassungen reichen jedoch nicht immer aus, um die durch ADHS verursachten Schwierigkeiten zu lösen.

Beispiel:
Eine Person mit ADHS hat sich einen sehr strukturierten Tagesablauf zurechtgelegt, um ihre Zeit besser einteilen zu können. Sie könnte eine Liste mit Aufgaben erstellt haben, die sie in einer bestimmten Reihenfolge abarbeitet, um sich auf eine Aufgabe zu konzentrieren, bevor sie zur nächsten übergeht. Sie könnte auch Routinen für den Morgen oder den Abend entwickelt haben, um ihre Tage besser zu organisieren. Obwohl solche Anpassungen einer Person mit ADHS helfen können, im Alltag besser zurechtzukommen, können sie das Erkennen der Störung erheblich erschweren. Außerdem können sie nicht alle Symptome der Störung beseitigen. Beispielsweise kann es immer noch schwierig sein, sich auf eine Aufgabe zu konzentrieren oder impulsives Verhalten zu vermeiden.

Die Diagnose von ADHS im Erwachsenenalter umfasst in der Regel eine gründliche Anamnese und eine Bewertung der aktuellen Symptome. Der Arzt oder Psychologe könnte auch nach Hinweisen auf ADHS-Symptome in der Kindheit fragen. Es kann daher hilfreich sein, wenn Sie alte Schulakten, frühere Krankenakten oder Berichte von Eltern oder Lehrern sammeln, um eine fundierte Diagnose zu stellen, um so eine Verbesserung für Betroffene zu erzielen.

ADS oder ADHS?

ADHS (**A**ufmerksamkeits**d**efizit-/**H**yperaktivitäts**s**törung) und ADS (**A**ufmerksamkeits**d**efizit**s**törung) sind eng verwandte Störungen, die sich jedoch in einigen wichtigen Aspekten unterscheiden können. Der Hauptunterschied zwischen den beiden Störungen besteht darin, dass bei ADHS auch Hyperaktivität und Impulsivität auftreten, während bei ADS die Aufmerksamkeitsprobleme im Vordergrund stehen. Menschen mit ADHS können unruhig sein, haben Schwierigkeiten, still zu sitzen oder zu warten, handeln oft impulsiv und haben generell Schwierigkeiten, ihre Impulse zu kontrollieren. Menschen mit ADS hingegen haben Schwierigkeiten, sich auf eine Aufgabe zu konzentrieren, sind leicht ablenkbar und können Probleme haben, Aufgaben zu organisieren und abzuschließen.

Auf einen Blick:
Der Unterschied zwischen ADS und ADHS

ADHS	ADS
impulsiv	verträumt
zappelig	hilfsbereit
überdreht	ängstlich
schnell frustriert	empfindlich
ungeduldig	schüchtern
stört	langsam

Obwohl ADS und ADHS unterschiedliche Ausprägungen haben und sich in Bezug auf das Ausmaß der Hyperaktivität unterscheiden, weisen sie doch eine Reihe von gemeinsamen Merkmalen auf. Dazu gehören zerstreutes Verhalten, Vergesslichkeit, Unkonzentriertheit, schlechte Feinmotorik, Unaufmerksamkeit, emotionale Instabilität und Trödeln. Es ist zu berücksichtigen, dass nicht alle Personen mit ADS oder ADHS alle diese Merkmale aufweisen und dass die Symptome unterschiedlich stark ausgeprägt sein können.

Studien haben gezeigt, dass ADHS bei Männern häufiger diagnostiziert wird als bei Frauen, wenn man die Geschlechterverteilung dieser Störung betrachtet. Es gibt Hinweise darauf, dass Frauen mit ADHS häufig unterdiagnostiziert werden, da sie eine weniger offensichtliche Form der Störung haben, die schwieriger zu erkennen ist. Frauen neigen eher dazu, die Aufmerksamkeitsdefizitstörung (ADS) zu zeigen. Eine mögliche Erklärung für das Geschlechterverhältnis bei ADHS und ADS ist, dass Männer und Frauen unterschiedliche Symptome zeigen können. Männer zeigen häufig stärker ausgeprägte Symptome von Hyperaktivität und Impulsivität, während Frauen eher unter Unaufmerksamkeitssymptomen leiden können. Da Hyperaktivität und Impulsivität vor allem in der Kindheit und Jugend für Lehrer und Eltern leichter zu erkennen sind, werden Männer eher mit ADHS diagnostiziert als Frauen. Im Gegensatz dazu können Frauen weniger offensichtliche Symptome zeigen, die darauf hindeuten könnten, dass sie an ADS leiden. Es ist allerdings zu beachten, dass es sich hierbei um allgemeine Beobachtungen handelt, die nicht auf jeden Einzelfall zutreffen. Natürlich gibt es auch Männer mit eher unauffälligen Symptomen und Frauen mit ausgeprägten Symptomen von Hyperaktivität und Impulsivität. Dennoch scheinen geschlechtsspezifische Unterschiede in der Symptomatik bei der Diagnosestellung von ADHS eine Rolle zu spielen und könnten zu einer höheren Diagnosehäufigkeit bei Männern im Vergleich zu Frauen führen.

Die Unterdiagnose von ADS und ADHS bei Mädchen und Frauen kann zu einer verspäteten oder fehlenden Behandlung führen, was sich langfristig negativ auf ihr Wohlbefinden und ihre Lebensqualität auswirken kann. Daher ist es notwendig, dass sowohl medizinisches Fachpersonal als auch Eltern und Lehrkräfte sich der geschlechtsspezifischen Unterschiede in der Symptomatik bewusst sind und in der Lage sind, auch unauffälligere Formen von ADHS bei Frauen schon in der Jugend zu erkennen. Eine ganzheitliche Betrachtung der individuellen Situation und eine exakte Diagnose sind entscheidend, um ADHS-Betroffenen unabhängig von ihrem Geschlecht eine angemessene Unterstützung und Behandlung zukommen zu lassen.

Die Forschung diskutiert, wie die obigen Beschreibungen gezeigt haben, einen geschlechterspezifischen Unterschied im Rahmen von Studien für die Ausprägung von ADHS. Folgende geschlechtsbezogene Besonderheiten können sich dabei für Frauen und Männer ergeben:

Besonderheiten bei Frauen	**Besonderheiten bei Männern**
Verträumtheit	Ungeduld
Unsicherheiten, die nach viel positiver Verstärkung von außen verlangen	starke innere Unruhe und Nervosität
Stimmungsschwankungen	schnelle Ablenkbarkeit bei Routineaufgaben

Im Erwachsenenalter können sich die Symptome von ADHS und ADS verändern, was zu einer Vermischung der Diagnosen führen kann. Bei einigen Menschen können die Symptome von Hyperaktivität und Impulsivität im Laufe der Zeit abnehmen, während sich die Aufmerksamkeitsprobleme verschlimmern oder andersherum. Bei Erwachsenen kann sich ADHS auch anders manifestieren als bei Kindern und es kann schwieriger sein, die Symptome zu erkennen. In einigen Fällen kann eine Person, die als Kind mit ADS diagnostiziert wurde, später auch Hyperaktivität und Impulsivität entwickeln und somit die Kriterien für eine ADHS-Diagnose erfüllen.

Kurz zusammengefasst sind ADHS und ADS eng verwandte Störungen, die sich jedoch in einigen wichtigen Aspekten unterscheiden können. Während bei ADHS sowohl Aufmerksamkeitsprobleme als auch Hyperaktivität und Impulsivität auftreten, stehen bei ADS die Aufmerksamkeitsprobleme im Vordergrund. Trotz dieser Unterschiede weisen beide Störungen eine Reihe gemeinsamer Merkmale auf. Insgesamt verdeutlichen die Unterschiede und Gemeinsamkeiten von ADS und ADHS die Komplexität dieser Störungen. Um die Diagnose und Behandlung von ADS und ADHS zu verbessern, bedarf es weiterer Forschung und einer Sensibilisierung für geschlechtsspezifische Unterschiede.

Hinweise auf ADHS

Sicher haben Sie schon einmal von den häufigsten und auch bekanntesten Symptomen von ADHS gehört. Dazu gehören Konzentrationsprobleme, Ablenkbarkeit und die Unfähigkeit, Prioritäten zu setzen. Menschen mit ADHS haben oft Schwierigkeiten, sich auf eine Aufgabe zu konzentrieren, und lassen sich leicht ablenken, was zu „Aufschieberitis" führen kann. Sie haben häufig Schwierigkeiten, ihre Zeit effektiv zu planen und sich zu organisieren, was zu „Verzettelung" und Schwierigkeiten beim Setzen von Prioritäten führen kann. Dies sind jedoch nicht die einzigen Symptome von ADHS. Es gibt eine Vielzahl weiterer Symptome, die auf die Aufmerksamkeitsdefizit-Hyperaktivitätsstörung hinweisen können. Betroffene können auch unter innerer Unruhe und Rastlosigkeit leiden, die sich in ständiger Bewegung äußern, z. B. durch Trommeln mit den Fingern auf dem Tisch oder Wippen mit den Füßen und durch häufige Haltungswechsel. Sie sind schnell emotional erregbar und werden leicht aggressiv. Dies kann zu impulsivem Verhalten wie riskantem Fahren im Straßenverkehr führen.

Menschen mit ADHS haben oft Mühe, ihre Gedanken und Impulse zu kontrollieren, was zu einem Gefühl des Chaos im Kopf führen kann. Sie können überreagieren oder emotional auf Situationen reagieren, die für andere harmlos sind, so dass sie sich schnell angegriffen fühlen. Aufgrund ihrer emotionalen Instabilität erleben ADHS-Patienten schnelle und starke Gefühls- und Stimmungsschwankungen, die auch zu depressiven Verstimmungen führen können. Darüber hinaus haben sie häufig Probleme, ihre Aufmerksamkeit auf etwas zu richten, das für sie nicht interessant oder anregend ist, was zu einem Gefühl der Langeweile und Antriebslosigkeit führen kann. ADHS-Patienten können ihre Gefühle teilweise nur schwer verstehen und ihre Emotionen als verwirrend oder überwältigend empfinden. Sie haben häufig Schwierigkeiten, ihre täglichen Aktivitäten zu organisieren und sich an Routinen, einschließlich Essenszeiten, zu halten. Verabredungen oder öffentliche Verkehrsmittel können verpasst werden, weil es schwierig ist, sich auf eine Aufgabe oder einen Zeitplan zu konzentrieren. Betroffene können große Zeit- und Planungsschwierigkeiten haben, was dazu führen kann, dass sie oft zu spät kommen oder Verabredungen und Termine vergessen. Menschen mit ADHS können Schwierigkeiten haben, Beziehungen aufzubauen und aufrechtzuerhalten. Sie haben oft Schwierigkeiten, ihre eigenen Stimmungen und Bedürfnisse wahrzunehmen und auszudrücken, was dazu führen kann, dass sie sich von anderen isolieren. Sie können außerdem Schwierigkeiten haben, sich von emotionalen Reizen abzugrenzen, was zu einer übermäßigen Empfindlichkeit gegenüber anderen Menschen und ihren Gefühlen führen kann.

Auf einen Blick:

Mögliche Hinweise auf eine ADHS-Erkrankung

- Konzentrationsprobleme, Ablenkbarkeit

- „Aufschieberitis“
- Fehlende Tagesplanung
- „Verzetteln“, Unfähigkeit, Prioritäten zu setzen
- Chaos im Kopf
- Innere Unruhe und Getriebensein
- Ständig in Bewegung (z. B. mit Fingern auf Tisch trommeln oder mit Füßen wippen), häufige Änderung der Körperhaltung
- Sich schnell angegriffen fühlen
- Sehr schnell und sehr heftig emotional aufgewühlt sein
- Handeln, ohne über die Folgen nachzudenken
- Schnelle und starke Gefühls- und Stimmungsschwankungen;
- Depressive Stimmungs-Einbrüche mit Gefühlen von Minderwertigkeit, Aussichtslosigkeit und Resignation
- Sich schnell gelangweilt und antriebslos fühlen
- Mangelnde emotionale Abgrenzung von anderen Menschen
- Schlechte Wahrnehmung für eigene Stimmungen, Gefühle und Bedürfnisse
- Gefühle als „Knäuel“ wahrnehmen und nicht differenzieren und beschreiben können
- Unregelmäßige Essenszeiten, Essen „vergessen“
- Haltestelle verpassen, Zug, Bus verpassen
- Dinge verlegen, vergessen
- Häufiges Zuspätkommen
- Vergessen von Terminen/Verabredungen
- Spontane, unüberlegte Einkäufe
- Unordnung im Haushalt
- Sammelwut
- Wenige Freunde („Keine Zeit für Freunde“)

Es ist zu beachten, dass die Symptome von ADHS von Person zu Person variieren können und dass nicht alle Symptome bei jedem auftreten müssen, sodass sich Ihre Symptome von den hier angeführten unterscheiden können.

Leben mit ADHS

ADHS kann das Leben von Betroffenen in vielerlei Hinsicht beeinträchtigen. Betroffene stehen oft unter Strom und haben Schwierigkeiten, ihre Aufmerksamkeit zu fokussieren, was sie im Berufsleben und in der Ausbildung benachteiligt. Viele scheitern an diesen Herausforderungen, was zu einem erheblichen Selbstwertverlust führen kann. Neben den Schwierigkeiten im Berufsleben können auch private Beziehungen unter der Krankheit leiden. Konflikte, Spannungen und Streitigkeiten treten in vielen Lebensbereichen auf und können zu Trennungen und Scheidungen führen. Die Kombination aus fahrigen Gedanken, Ruhelosigkeit und Abgelenktheit erschwert Erkrankten auch das tägliche Leben. Sie haben Schwierigkeiten, sich zu organisieren und Verantwortung zu übernehmen, was zu finanziellen oder sogar juristischen Problemen führen kann.

ADHS-Patienten können auch unter emotionalen Schwierigkeiten wie abrupten Stimmungsschwankungen leiden. Darüber hinaus besteht ein erhöhtes Risiko für Depressionen. All dies kann zu einem erheblichen Leidensdruck und einer Beeinträchtigung der Lebensqualität führen. Wie stark dies ausgeprägt ist, können Sie sich am nachfolgenden Beispiel verdeutlichen.

Beispiel: Leben mit ADHS

Lisa ist 32 Jahre alt und leidet seit ihrer Kindheit an der Aufmerksamkeitsdefizit-Hyperaktivitätsstörung. Als Kind hatte sie Schwierigkeiten, sich im Unterricht zu konzentrieren, Hausaufgaben zu machen und organisiert zu bleiben. Sie war oft impulsiv und hatte Schwierigkeiten, still zu sitzen. Obwohl ihre Eltern sie unterstützten und sie verschiedene Behandlungen erhielt, setzten sich ihre Schwierigkeiten auch im Erwachsenenalter fort. In ihrem beruflichen Umfeld hat Lisa das Handicap, sich auf eine Aufgabe zu konzentrieren und sie zu Ende zu bringen. Sie lässt sich leicht ablenken und hat Schwierigkeiten, sich über längere Zeiträume zu motivieren. Durch ihre Unordnung und ihr schlechtes Zeitmanagement verpasst sie oft wichtige Termine und hat Probleme, Projekte rechtzeitig abzuschließen. Lisa hat auch Schwierigkeiten, ihre Gefühle zu regulieren. Sie ist leicht reizbar und schnell frustriert oder überfordert. Im sozialen Bereich fällt es Lisa schwer, längere Gespräche zu führen, da sie oft den Faden verliert und ihre Gedanken abschweifen. In Gruppensituationen tut sie sich mit einem angemessenen Verhalten schwer, da sie manchmal impulsiv handelt oder ungeduldig wird. Dies führt zu sozialen Problematiken und Missverständnissen, da andere ihr Verhalten oft nicht verstehen oder ihr Handeln nicht nachvollziehen können. Trotz dieser Herausforderungen hat Lisa auch Stärken, die mit ADHS zusammenhängen. Sie ist kreativ, voller Energie und kann sich schnell an neue Situationen anpassen. Sie findet spontan Lösungen für Probleme und denkt oft um die Ecke. In kreativen Berufen, in denen Flexibilität und innovative Ideen gefragt sind, kann sie ihre Fähigkeiten gut einsetzen.

Es ist zu betonen, dass ADHS nicht heilbar ist. Es gibt jedoch verschiedene Möglichkeiten, die Betroffenen helfen können, ihre Symptome zu kontrollieren. Damit dies gelingt, sollten Betroffene und ihre Familien Unterstützung und Verständnis finden, um mit den Herausforderungen des Lebens mit ADHS umgehen zu können.

Die große ADHS-Tool-Box

Hier finden Sie eine Vielzahl an Techniken und Strategien, die Ihnen helfen können, Ihre ADHS-Symptome besser zu bewältigen und Ihr Leben erfolgreicher und effektiver zu gestalten. In dieser Tool-Box erfahren Sie, wie Sie Ihr Zeitmanagement verbessern, Ihre Konzentration steigern, Ihre Beziehungen und sozialen Interaktionen stärken, Ihre Kommunikation optimieren, Ihr Berufsleben erfolgreicher gestalten, Ihre Finanzen besser organisieren und im Alltag erfolgreicher sein können. Unabhängig davon, ob Sie gerade erst mit der Diagnose ADHS konfrontiert wurden oder schon lange mit den Herausforderungen dieser Störung leben, finden Sie hier viele wertvolle Tipps und Techniken, die Ihnen dabei behilflich sein können, Ihr Leben positiv zu beeinflussen. Wir laden Sie ein, diese Tool-Box zu durchsuchen und die für Sie passenden Strategien zu entdecken, um Ihre ADHS-Symptome zu überwinden und Ihr Leben auf eine neue Ebene zu bringen.

Zeitmanagement & Effizienz

Es kann für Sie eine Herausforderung sein, Ihren Alltag zeitlich zu organisieren und zu bewältigen. Das liegt daran, dass ADHS mit Problemen bei der Selbstregulation einhergeht. Sie haben große Mühe, Ihre Aufmerksamkeit und Konzentration aufrechtzuerhalten, was dazu führen kann, dass Sie leicht abgelenkt werden und Schwierigkeiten haben, Ihre Aufgaben zu planen und zu strukturieren. Im Folgenden finden Sie verschiedene Tools, die Ihnen für ein besseres Zeitmanagement und eine bessere Effizienz nützlich sein können.

Priorisierung von Aufgaben

Als Person, die von ADHS betroffen ist, kann es für Sie eine Herausforderung sein, Aufgaben zu priorisieren und organisiert zu bleiben. Eine Methode, die Ihnen dabei helfen kann, ist das Erstellen einer Dringlichkeitsliste. Mit dieser können Sie Ihre To-dos systematisiert auflisten, um diese im Anschluss abzuarbeiten. Hier sind einige Tipps, die Ihnen bei der Erstellung einer effektiven Dringlichkeitsliste behilflich sein können:

✓ Schreiben Sie alle Aufgaben auf, die Sie erledigen müssen. Schreiben Sie wirklich alles auf, was Ihnen einfällt, egal, wie groß oder klein die Aufgabe ist.

✓ Bewerten Sie die Dringlichkeit jeder Aufgabe. Stellen Sie sich dabei die Frage: „Wie wichtig ist diese Aufgabe und wann muss sie erledigt werden?" Teilen Sie die Aufgaben in Kategorien wie „sofort erledigen", „innerhalb der nächsten 24 Stunden erledigen" und „nicht dringend".

✓ Priorisieren Sie die Aufgaben innerhalb jeder Kategorie. Wenn Sie eine Kategorie mit Aufgaben haben, die innerhalb der nächsten 24 Stunden erledigt werden müssen, ordnen Sie sie nach Wichtigkeit. Versuchen Sie, die dringlichsten Aufgaben zuerst zu erledigen.

✓ Erstellen Sie eine tägliche To-do-Liste. Schreiben Sie jeden Tag eine Liste der wesentlichen Aufgaben auf, die Sie erledigen müssen. Stellen Sie sicher, dass Sie realistisch sind und nur die Aufgaben aufschreiben, die Sie auch wirklich schaffen können.

✓ Nutzen Sie Technologie, um sich zu organisieren. Es gibt viele Apps und Tools, die Ihnen helfen können, Ihre Aufgaben zu organisieren und zu priorisieren. Sie könnten zum Beispiel eine To-do-Liste-App oder einen Kalender verwenden, um Ihre Aufgaben und Termine im Blick zu behalten.

Ein Beispiel für eine mögliche Dringlichkeitsliste könnte wie folgt aussehen:

Aufgaben	**Dringlichkeit – Wie wichtig ist die Aufgabe?**
☐	☐ innerhalb der nächsten 24 Stunden ☐ innerhalb der nächsten Woche ☐ heute
☐	☐ innerhalb der nächsten 24 Stunden ☐ innerhalb der nächsten Woche ☐ heute
☐	☐ innerhalb der nächsten 24 Stunden ☐ innerhalb der nächsten Woche ☐ heute
☐	☐ innerhalb der nächsten 24 Stunden ☐ innerhalb der nächsten Woche ☐ heute

Die hieraus abgeleiteten akuten To-dos können Sie dann in einer weiteren separaten Liste aufgreifen, sodass Sie den Überblick für den Tag erhalten. Die erledigten To-dos können Sie sowohl auf der Dringlichkeitsliste als auch auf der To-do-Liste durchstreichen. Es gibt auch andere Möglichkeiten, um Ihre Aufgaben zu priorisieren, zum Beispiel, indem Sie Ihre Aufgaben nach Wichtigkeit, Deadline oder Komplexität ordnen. Eine gute Regel ist jedoch, zuerst die Aufgaben zu erledigen, die am dringendsten sind, und dann die weniger dringenden Aufgaben anzugehen. Beachten Sie, dass Sie realistisch sind und sich realistische Ziele setzen, um nicht überfordert zu werden.

Einen sinnvollen Kalender finden

Ein Kalender kann Ihnen für ein besseres Zeitmanagement sehr hilfreich sein, da er Ihnen die Möglichkeit bietet, Ihren Alltag besser zu organisieren und sich an wichtige Termine und Aufgaben zu erinnern. Durch die Verwendung eines Kalenders können Sie Ihre Zeit besser strukturieren und Prioritäten setzen, was wiederum dazu beitragen kann, Stress und Überforderung zu reduzieren.

Es gibt verschiedene Arten von Kalendern, die für Sie hilfreich sein können, z. B. digitale Kalender, die mit verschiedenen Geräten synchronisiert werden können, oder Papierkalender, die manuell bearbeitet werden können. Der Kalender sollte einfach und intuitiv zu bedienen sein und Termine und Aufgaben übersichtlich darstellen. Im Folgenden finden Sie einige Online- und Offline-Tools, die für Sie geeignet sein können:

Papierkalender:
Ein Papierkalender kann eine gute Option für Personen sein, die es vorziehen, ihre Termine und Aufgaben auf Papier zu notieren. Papierkalender können auch als visuelles Hilfsmittel dienen, um den Tag besser zu planen und zu organisieren.

Vorteile: Ein Papierkalender ist einfach zu benutzen und erfordert keine technischen Fähigkeiten. Da ein Papierkalender keine Online-Verbindungen oder Benachrichtigungen bietet, kann er dazu beitragen, Ablenkungen durch elektronische Geräte zu minimieren. Durch das Schreiben von Terminen und Aufgaben auf Papier können Sie eine bessere Vorstellung von Ihrer Zeitplanung bekommen. Es ermöglicht Ihnen, einen Überblick über Ihre Woche oder Ihren Monat zu erhalten und besser zu verstehen, wie viel Zeit Sie für verschiedene Aktivitäten zur Verfügung haben. Ein Papierkalender bietet oft auch Raum für Notizen, Skizzen oder persönliche Einträge. Dies kann als Ventil dienen, um kreativ zu sein, Ideen festzuhalten oder Ihre Gedanken zu reflektieren. Durch die Personalisierung und Gestaltung Ihres Kalenders können Sie einen persönlichen Bezug herstellen und Ihr Engagement für Ihre Zeitplanung verstärken.

Nachteile: Papierkalender können leicht verlegt oder beschädigt werden und es ist schwieriger, Änderungen vorzunehmen, wenn sich Termine verschieben oder neue Aufgaben hinzukommen. Ein Papierkalender bietet nur begrenzten Platz für Termine, Aufgaben und Notizen. Wenn Sie viele Verpflichtungen haben oder detaillierte Informationen erfassen möchten, könnte der begrenzte Platz im Kalender zu Problemen führen. Ein Papierkalender bietet Ihnen keine automatischen Erinnerungen oder Benachrichtigungen wie digitale Kalender. Sie sind auf Ihre eigene Aufmerksamkeit und regelmäßige Überprüfung des Kalenders angewiesen, um Termine und Aufgaben im Blick zu behalten.

Digitale Kalenderanwendungen:
Es gibt viele digitale Kalenderanwendungen, wie Google Kalender, Apple Kalender oder Outlook.

Vorteile: Digitale Kalender-Apps sind leicht zugänglich, können zwischen verschiedenen Geräten synchronisiert werden und bieten oft zusätzliche Funktionen wie Erinnerungen und Integrationen mit anderen Apps. Ein digitaler Kalender ermöglicht es Ihnen, Ihre Termine, Aufgaben und Verpflichtungen an einem zentralen Ort zu organisieren. Sie können verschiedene Kalender erstellen, um verschiedene Aspekte Ihres Lebens zu trennen, z. B. Arbeit, Schule, Freizeit usw. Die klare Struktur hilft Ihnen dabei, den Überblick zu behalten und Ihren Tag besser zu planen. Digitale Kalender bieten Ihnen die Möglichkeit, Erinnerungen und Alarme für wichtige Ereignisse einzustellen. Das kann Ihnen helfen, sicherzustellen, dass Sie wichtige Termine nicht vergessen. Mit digitalen Kalendern können Sie Termine und Aufgaben schnell und einfach verschieben oder anpassen. Dies ist besonders hilfreich, wenn sich Pläne ändern oder Sie feststellen, dass Sie für eine bestimmte Aufgabe mehr Zeit benötigen.

Nachteile: Wenn Sie Ihren digitalen Kalender auf einem Gerät verwenden, das auch andere Apps und Funktionen hat, besteht die Gefahr, dass Sie leicht von Benachrichtigungen, sozialen Medien oder anderen Anwendungen abgelenkt werden. Dies kann dazu führen, dass Sie Ihren Fokus verlieren und weniger produktiv sind. Verlassen Sie sich ausschließlich auf Ihren digitalen Kalender, könnten Sie in Schwierigkeiten geraten, wenn Ihre Technologie ausfällt oder nicht verfügbar ist. Menschen mit ADHS haben oft Schwierigkeiten, Zeitpläne einzuhalten und sich an bestimmte Zeiten oder Fristen zu halten. Ein digitaler Kalender kann Ihnen zwar dabei helfen, Ihren Zeitplan zu organisieren, aber es erfordert dennoch Disziplin und Selbstkontrolle, um ihn effektiv zu nutzen. Es kann eine Herausforderung sein, sich an die geplanten Aktivitäten zu halten und nicht in alte Gewohnheiten des Aufschiebens zu verfallen.

Es gibt verschiedene Optionen für Kalendertools, die für Menschen mit ADHS geeignet sein können. Ein Papierkalender kann eine gute Option für Personen sein, die es vorziehen, auf Papier zu schreiben, während digitale Kalenderanwendungen für Personen geeignet sein können, die zusätzliche Funktionen benötigen oder eine elektronische Lösung bevorzugen. Es ist ratsam, verschiedene Optionen auszuprobieren, um herauszufinden, welche am besten zu Ihnen passt.

Die Pomodoro-Technik

In der heutigen Zeit, in der Sie immer mehr internen und externen Ablenkungen ausgesetzt sind, wird es immer schwieriger, sich über einen längeren Zeitraum auf eine einzige Aufgabe zu konzentrieren. Um gute und effektive Ergebnisse zu erzielen, ist es jedoch notwendig, einen ungestörten

Arbeitsprozess zu entwickeln. Die Pomodoro-Technik kann Ihnen dabei helfen, Ihre Produktivität zu steigern und Ablenkungen zu reduzieren.

Definition: Promodoro-Technik
Die Pomodoro-Technik ist eine effektive Methode des Zeitmanagements, bei der Aufgaben in Blöcke von 25 Minuten eingeteilt werden. Durch regelmäßige Pausen zwischen den einzelnen Arbeitsphasen wird nicht nur die geistige Leistungsfähigkeit gesteigert, sondern auch die Konzentrationsfähigkeit über einen längeren Zeitraum verbessert.

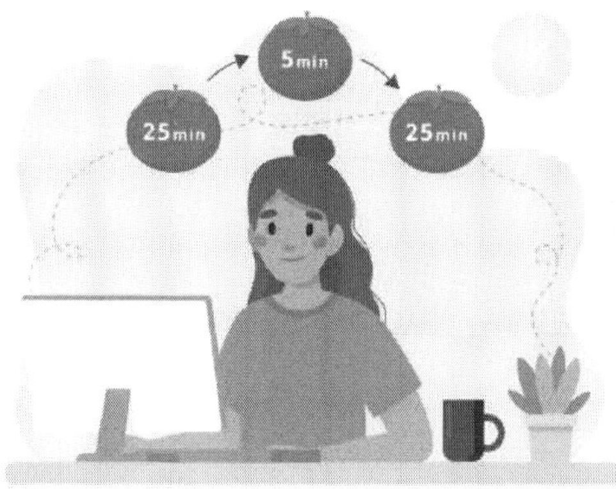

Anleitung: So gehen Sie vor
Bei dieser Technik teilen Sie Ihre Aufgaben in 25-Minuten-Einheiten ein, die „Pomodori" genannt werden. Zwischen den ersten vier Pomodori machen Sie jeweils 5 Minuten Pause und nach dem vierten Pomodori machen Sie eine etwas längere Pause von 20 bis 30 Minuten.

Die Pomodoro-Technik bietet Ihnen eine Reihe von Vorteilen, die sich positiv auf Ihren Arbeitsalltag auswirken können:

✓ **Steigerung Ihrer Selbstdisziplin:** Wenn Sie die Pomodoro-Technik regelmäßig anwenden, können Sie Ihre Konzentrationsfähigkeit und Impulskontrolle trainieren. Dies ist eine wichtige Bedingung für effektives Arbeiten.

✓ **Bessere Ergebnisse erzielen**: Wenn Sie über einen längeren Zeitraum konzentriert an einer Aufgabe arbeiten, erhöht sich die Wahrscheinlichkeit, dass Sie zu innovativen Lösungen kommen.

✓ **Aufrechterhaltung einer längeren Leistungskurve**: Durch einen sinnvollen Wechsel zwischen Konzentration und Entspannung bleibt Ihre geistige Leistungsfähigkeit auf einem hohen Niveau. Ihr Gehirn hat die Möglichkeit, sich zwischen den Pomodori zu erholen, so dass Sie auch über viele Stunden hinweg effektiv Ihre Aufgaben erledigen können.

✓ **Mehr Freizeit**: Durch die höhere Leistungsfähigkeit, die sich aus dem gezielten und kontinuierlichen Abarbeiten von Aufgaben ergibt, können Sie Ihre Arbeit früher beenden und im optimalen Fall Ihre Freizeit besser genießen. Sollte dies aus betrieblichen Gründen nicht möglich sein, verschafft Ihnen die Pomodoro-Technik dennoch zusätzlichen Freiraum, da Sie dadurch Zeit für andere dringende Tätigkeiten haben.

✓ **Objektive Bewertung**: Notieren Sie die Anzahl der erledigten Pomodori pro Arbeitstag, um einen guten Anhaltspunkt für Ihre persönliche Leistungsfähigkeit zu erhalten. Abhängig davon, wie detailliert Sie die Aufzeichnungen führen, erhalten Sie auch Informationen darüber, welche Tätigkeiten Ihnen leichtfallen und welche Faktoren Ihre Leistungsfähigkeit steigern oder hemmen. Diese Informationen können Ihnen helfen, Ihren Arbeitstag besser zu planen und bessere Resultate zu erbringen.

Die Pomodoro-Technik hilft Ihnen, Ihre Aufgaben effektiver zu strukturieren, Ihre Konzentration zu verbessern und Ablenkungen zu minimieren. Dadurch können Sie Ihre Produktivität steigern und Ihren Arbeitsalltag besser bewältigen.

Eat the frog

Die „Eat the frog“-Methode ist eine effektive Zeitmanagementstrategie, die besonders für Menschen mit ADHS hilfreich sein kann. Die Grundidee der Aufforderung „Eat the frog!“ (deutsch: „Iss den Frosch!“) ist es, die schwierigste oder unangenehmste Aufgabe des Tages zuerst in Angriff zu nehmen, um das Gefühl des Aufschiebens zu vermeiden und den Tag erfolgreich zu beginnen.

Anleitung: So gehen Sie vor

✓ **Identifizieren Sie Ihre Aufgaben:** Machen Sie eine Liste aller Aufgaben, die Sie erledigen möchten oder müssen. Schreiben Sie alle Aufgaben auf, unabhängig von ihrer Größe oder Priorität.

✓ **Priorisieren Sie Ihre Aufgaben:** Überlegen Sie, welche Aufgaben wirklich wichtig sind und welche einen großen Einfluss auf Ihre Ziele oder Ergebnisse haben. Markieren Sie diese Aufgaben als Priorität.

✓ **Wählen Sie Ihren „Frosch“ aus:** Unter den priorisierten Aufgaben gibt es wahrscheinlich eine oder mehrere, die schwierig, zeitaufwändig oder unangenehm sind. Diese Aufgaben sind Ihre „Frösche“. Wählen Sie den Frosch aus, den Sie zuerst angehen möchten.

✓ **Setzen Sie klare Ziele:** Definieren Sie klare und spezifische Ziele für die ausgewählte Aufgabe. Was genau möchten Sie erreichen? Setzen Sie sich ein realistisches Ziel, das innerhalb einer bestimmten Zeitspanne erreichbar ist.

✓ **Fokussieren Sie sich auf die Aufgabe:** Konzentrieren Sie sich ausschließlich auf die ausgewählte Aufgabe. Schalten Sie Ablenkungen wie Social Media, E-Mails oder Benachrichtigungen aus. Schaffen Sie eine Umgebung, die es Ihnen ermöglicht, sich voll und ganz auf die Aufgabe zu konzentrieren.

✓ **Fangen Sie an und bleiben Sie dabei:** Beginnen Sie sofort mit der Arbeit an der Aufgabe. Lassen Sie keine Ausreden oder Verzögerungen zu. Arbeiten Sie konzentriert und behalten Sie Ihr Ziel im Blick. Vermeiden Sie Multitasking und widmen Sie sich der Aufgabe, bis sie abgeschlossen ist.

✓ **Belohnen Sie sich**: Sobald Sie die Aufgabe abgeschlossen haben, belohnen Sie sich selbst. Das kann eine kurze Pause, eine kleine Belohnung oder ein Moment der Entspannung sein. Die Belohnung verstärkt das positive Gefühl und motiviert Sie, auch andere Aufgaben anzugehen.

Gerade bei langweiligen oder unangenehmen Aufgaben fällt es oft schwer, sich zu konzentrieren und produktiv zu sein. Mit der „Eat the frog"-Methode können Sie sich jedoch auf diese Aufgaben konzentrieren und sie schnell erledigen, bevor Ihre Motivation und Energie im Laufe des Tages nachlassen. Indem Sie die schwierigste Aufgabe des Tages zuerst erledigen, können Sie auch das Gefühl von Stress und Überforderung reduzieren und dadurch Ihre Produktivität und Ihr Wohlbefinden steigern. Oft sind die unangenehmsten Aufgaben auch die wichtigsten, so dass die Erledigung dieser Aufgabe zu Beginn des Tages auch wesentlich zur Erreichung der eigenen Ziele beiträgt.

Die Methode „Eat the frog" ist also ein effektives Zeitmanagement-Tool, das besonders für Menschen mit ADHS hilfreich sein kann. Wenn Sie die schwierigste Aufgabe des Tages zuerst erledigen, können Sie Stress und unnötige Anstrengung vermeiden, Ihre Effizienz steigern und Ihre Ziele erfolgreich erreichen.

To-do-Listen

To-do-Listen können eine hilfreiche Strategie für Sie sein, um ein besseres Zeitmanagement zu erreichen. Hier sind einige verschiedene Arten von To-do-Listen mit ihren Vor- und Nachteilen:

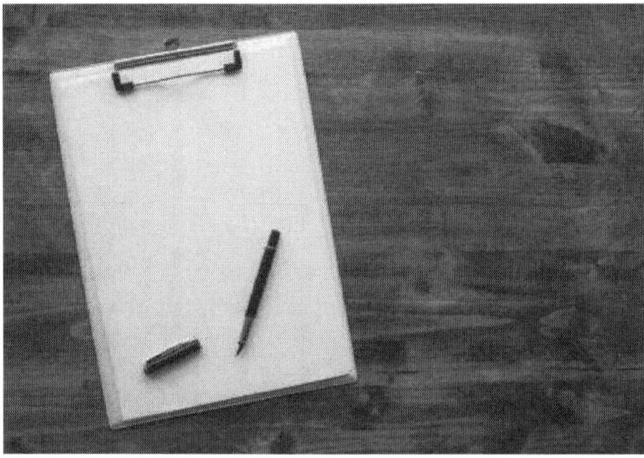

Tagesplaner:
Ein Tagesplaner ist eine Aufgabenliste für einen bestimmten Tag. Sie können Aufgaben nach Priorität ordnen und ihre geschätzte Dauer notieren, um sicherzustellen, dass sie innerhalb des Zeitplans erledigt werden.

Hier ist eine Vorlage für einen Tagesplaner. Sie können diese Vorlage ausdrucken oder in digitaler Form verwenden, um Ihren Tagesplan zu organisieren. Füllen Sie die Informationen entsprechend aus, passen Sie die Uhrzeiten, Aktivitäten, Prioritäten, geschätzte Dauer und Notizen an. Außerdem können Sie die Kästchen neben den Aufgaben abhaken, um sie als erledigt zu markieren.

Datum: [Datum einfügen]

Priorität:

- Hoch (H)
- Mittel (M)
- Niedrig (N)

Zeitplan:

- [Uhrzeit] - [Uhrzeit]: [Aktivität]
-
-

Aufgaben:

1. [Priorität] - [Geschätzte Dauer]: [Aufgabe]
2.
3.
4.
5.

Notizen:

-
-
-

Erledigt:

☐ Aufgabe 1
☐ Aufgabe 2
☐ Aufgabe 3
☐ Aufgabe 4
☐ Aufgabe 5

Vorteile: Ein Tagesplaner hilft, den Tag zu organisieren und sicherzustellen, dass die wichtigsten Aufgaben zuerst erledigt werden. Eine To-do-Liste bietet Ihnen eine klare Struktur für den Tag. Sie können Ihre Aufgaben priorisieren und in eine zeitliche Reihenfolge bringen. Dadurch behalten Sie den Überblick und können sich besser auf eine Aufgabe konzentrieren, bevor Sie zur nächsten übergehen. ADHS kann dazu führen, dass Sie leicht abgelenkt werden und Schwierigkeiten haben, sich auf eine Aufgabe zu konzentrieren. Eine To-do-Liste erinnert Sie daran, was zu erledigen ist, und hilft Ihnen dabei, den Fokus aufrechtzuerhalten. Wenn Sie sich ablenken lassen, können Sie jederzeit auf die Liste zurückgreifen, um sich wieder auf den richtigen Weg zu bringen. Das Abhaken erledigter Aufgaben auf Ihrer To-do-Liste kann ein motivierendes Erfolgserlebnis sein. Es gibt Ihnen das Gefühl, Fortschritte zu machen und Ihre Produktivität zu steigern. ADHS kann dazu führen, dass Sie sich leicht überwältigt fühlen, wenn Sie mit vielen Aufgaben konfrontiert sind. Eine To-do-Liste ermöglicht es Ihnen, Ihre Aufgaben nach Priorität zu ordnen. Sie können herausfinden, welche Aufgaben dringend sind, und sich darauf konzentrieren, anstatt sich von der Gesamtheit aller Aufgaben überfordert zu fühlen. Eine To-do-Liste kann Ihnen somit auch helfen, den Stress zu reduzieren, indem sie Ihnen ermöglicht, Ihre Aufgaben zu organisieren und zu planen.

Nachteile: Wenn Ihre To-do-Liste zu umfangreich oder überladen ist, kann dies zu Überforderung führen. Sie neigen als Person mit ADHS dazu, sich leicht von zu vielen Aufgaben überwältigt zu fühlen. Wenn die Liste zu lange oder zu detailliert ist, kann dies daher zu Stress und Frustration führen. Während eine To-do-Liste helfen kann, Ihren Tagesablauf zu organisieren, besteht die Gefahr, dass Sie als Person mit ADHS zu sehr auf die Liste fixiert sind und dadurch die Flexibilität verlieren. Sie könnten sich so sehr darauf konzentrieren, Aufgaben abzuhaken, dass Sie nicht in der Lage sind, spontane Ideen oder Gelegenheiten zu nutzen, die außerhalb der Liste liegen. Wenn Sie Schwierigkeiten haben, alle Aufgaben Ihrer To-do-Liste zu erledigen, könnten Sie sich selbst als unfähig oder unproduktiv betrachten. Dies kann Ihr Selbstwertgefühl negativ beeinflussen und zu Frustration oder Entmutigung führen.

Wöchentliche Aufgabenliste:
Eine Wochenaufgabenliste ist eine Liste von Aufgaben, die für eine Woche geplant sind.

Hier ist eine Vorlage für eine wöchentliche Aufgabenliste. Füllen Sie die Informationen entsprechend aus und passen Sie die Aufgaben, die Beschreibung, die Deadline und die Priorität an.

Woche: [Datum]

Aufgabe 1:
Deadline: [Datum/Zeit]
Beschreibung: [Beschreibung der Aufgabe]

Priorität: [Niedrig/Mittel/Hoch]

Aufgabe 2:
Deadline:
Beschreibung:

Priorität:

Aufgabe 3:
Deadline:
Beschreibung:

Priorität:

Aufgabe 4:

Deadline:
Beschreibung:

Priorität:

Aufgabe 5:
Deadline:
Beschreibung:

Priorität:

Hinweise:
- Überprüfen Sie regelmäßig die Liste und aktualisieren Sie die Fortschritte.
- Priorisieren Sie Aufgaben, die zeitkritisch sind oder eine höhere Bedeutung haben.
- Teilen Sie sich die Aufgaben in kleinere Schritte auf, um sie leichter bewältigen zu können.
- Planen Sie genügend Zeit für Pausen und Erholung ein, um Ihre Produktivität aufrechtzuerhalten.
- Flexibilität ist wichtig, passen Sie Ihre Liste bei Bedarf an.

Vorteile: Eine wöchentliche Aufgabenliste hilft Ihnen dabei, Ihre Zeit besser zu planen und im Auge zu behalten. Sie können realistische Zeitrahmen für jede Aufgabe festlegen und sich daran orientieren. Dies kann dazu beitragen, dass Sie weniger Zeit verlieren, weil Sie sich zu lange mit einer Aufgabe beschäftigen oder sich zu sehr ablenken lassen. Es kann vorkommen, dass Sie Ihre Pläne ändern müssen oder dass unvorhergesehene Ereignisse auftreten. Eine wöchentliche Aufgabenliste erlaubt es Ihnen, Aufgaben zu verschieben oder umzuplanen, ohne dass Sie den Überblick verlieren. Sie können auch neue Aufgaben hinzufügen, wenn sie auftauchen, und sie entsprechend priorisieren. ADHS kann mit Vergesslichkeit einhergehen. Eine wöchentliche Aufgabenliste dient als Erinnerungshilfe, damit Sie wichtige Aufgaben nicht vergessen. Sie können die Liste regelmäßig überprüfen und sicherstellen, dass Sie nichts Wichtiges übersehen haben.

Nachteile: Es kann schwierig sein, sich auf die dringendsten Aufgaben zu konzentrieren. Wenn Ihre Aufgabenliste zu umfangreich oder überladen ist, kann sie zu Überforderung führen. Eine lange Liste mit vielen Aufgaben kann zu Stress und Angstzuständen führen, insbesondere wenn die Zeitbegrenzungen unrealistisch oder zu knapp gesetzt werden. Aufgrund von ADHS kann es für Sie ein Hindernis sein, sich gezielt auf eine Aufgabe der Liste zu konzentrieren und diese in Angriff zu nehmen. Eine lange Liste von Aufgaben kann zu

Prokrastination führen, da die Anzahl der Aufgaben für Sie überwältigend erscheinen kann. Dies kann dazu führen, dass Sie wichtige Aufgaben aufschieben und es für Sie problematisch wird, den Überblick über den Fortschritt zu behalten.

Projektliste:
Eine Projektliste ist eine Liste von Aufgaben, die zu einem größeren Projekt gehören.

Hier ist eine Vorlage für eine Projektliste. Füllen Sie die Informationen entsprechend aus, passen Sie den Projektnamen, das Startdatum und das Enddatum an. Danach teilen Sie sich die Aufgaben des Projekts in kleinere Schritte auf, um sie leichter bewältigen zu können.

Projektname: [Projektname einfügen]
Projektstartdatum: [Startdatum einfügen]
Projektenddatum: [Enddatum einfügen]

Aufgabe 1
Verantwortlicher: [Name des Verantwortlichen]
Fälligkeitsdatum: [Fälligkeitsdatum]

Aufgabe 2
Verantwortlicher:
Fälligkeitsdatum:

Aufgabe 3
Verantwortlicher:
Fälligkeitsdatum:

Aufgabe 4
Verantwortlicher:
Fälligkeitsdatum:

Aufgabe 5
Verantwortlicher:
Fälligkeitsdatum:

Bitte beachten Sie, dass dies nur eine allgemeine Vorlage ist. Sie können die Projektliste entsprechend Ihren spezifischen Anforderungen anpassen. Stellen Sie sicher, dass Sie alle relevanten Aufgaben und deren Verantwortliche sowie Fälligkeitsdaten hinzufügen, um den Projektfortschritt zu verfolgen.

Vorteile: Eine Projektliste ermöglicht es Ihnen, Ihre Aufgaben und Projekte zu strukturieren und in überschaubare Teilaufgaben aufzuteilen. Dies kann Ihnen helfen, den Überblick zu behalten und Ihre Zeit effektiv zu planen. In einer Projektliste können Sie den Fortschritt jedes Projekts verfolgen. Sie können Aufgaben abhaken und sehen, wie viel Sie bereits geschafft haben. Dies kann motivierend sein und Ihnen ein Gefühl der Erfüllung geben. Durch das Erstellen einer Projektliste können Sie eine grobe Schätzung der Zeit für jede Aufgabe oder jedes Projekt geben. Dies ermöglicht es Ihnen, realistische Zeitpläne zu erstellen und Überlastung oder Zeitknappheit zu vermeiden.

Nachteile: Eine umfangreiche Projektliste kann dazu führen, dass Sie sich überfordert fühlen. Wenn Sie zu viele Aufgaben oder Projekte gleichzeitig verwalten müssen, kann dies zu Stress, Angstzuständen oder dem Gefühl führen, dass Sie nicht genug Zeit haben, um alles zu erledigen. Manchmal können Projektlisten auch dazu führen, dass unrealistische Erwartungen entstehen.

Sie könnten dazu neigen, zu viele Aufgaben in einen begrenzten Zeitrahmen zu packen oder Ihre Fähigkeiten und Kapazitäten zu überschätzen. Dies kann zu Enttäuschung und Frustration führen, wenn Sie nicht in der Lage sind, alles wie geplant zu erledigen. Wenn Sie sich zu sehr auf Ihre Projektliste konzentrieren, könnten Sie andere wichtige Aspekte Ihres Lebens vernachlässigen, wie z. B. soziale Interaktionen, Freizeitaktivitäten, Selbstfürsorge oder Entspannung. Es ist wichtig, einen ausgewogenen Ansatz zu finden und Zeit für andere Bereiche Ihres Lebens einzuplanen.

Kontext-Liste:
Eine Kontextliste ist eine Liste von Aufgaben, die an bestimmten Orten oder unter bestimmten Umständen erledigt werden müssen.

Hier ist eine Vorlage für eine Kontext-Liste:

Zu Hause:

- Wäsche waschen
- Staubsaugen
- Küche aufräumen

Büro:

- E-Mails beantworten
- Telefonanrufe tätigen
- Bericht erstellen

Supermarkt:

- Lebensmittel einkaufen
- Reinigungsmittel besorgen
- Obst und Gemüse auswählen

Fitnessstudio:
- Trainingseinheit absolvieren
- Laufband benutzen
- Gewichte heben

Garten:
- Rasen mähen
- Blumen gießen
- Unkraut entfernen

Bank:
- Überweisung tätigen
- Kontoauszug abholen
- Beratungstermin vereinbaren

Arztpraxis:
- Termin vereinbaren
- Rezept abholen
- Gesundheitscheck durchführen

Auto-Werkstatt:
- Ölwechsel durchführen lassen
- Reifen überprüfen
- Bremsen prüfen lassen

Schule:
- Hausaufgaben erledigen
- Referat vorbereiten
- Bücher ausleihen

Restaurant:
- Tisch reservieren
- Speisekarte durchsehen
- Essen bestellen

Diese Vorlage soll Ihnen als Ausgangspunkt dienen, um Ihre eigene Kontext-Liste zu erstellen. Sie können die Aufgaben und Kontexte an Ihre persönlichen Bedürfnisse anpassen.

Vorteile: Eine Kontextliste kann Ihnen helfen, Ihre Aufgaben und Verpflichtungen klar zu definieren. Sie können verschiedene Kontexte erstellen, wie z. B. Arbeit, Zuhause, Einkaufen usw., um Ihre Aufgaben entsprechend zu kategorisieren. Mit einer Kontextliste können Sie flexibel sein und je nach Bedarf zwischen verschiedenen Kontexten wechseln. Sie können Ihre Aufgabenliste anpassen, um den aktuellen Anforderungen gerecht zu werden, ohne den Überblick zu verlieren. Indem Sie Ihre Aufgaben in einer Kontextliste organisieren, können Sie den Stress reduzieren, der durch das Gefühl der Überwältigung entsteht. Sie haben einen klaren Plan und können sich auf eine Aufgabe nach der anderen konzentrieren, was zu einer effizienteren Arbeitsweise führt.

Nachteile: Wird Ihre Kontextliste zu lang oder zu detailliert, kann sie unübersichtlich werden. Wenn Sie zu viele Kategorien oder Unteraufgaben haben, kann dies zu Verwirrung führen und es schwierig machen, den Überblick zu behalten. Zudem kann es schwierig sein, für alle Aufgaben eine genaue Liste der erforderlichen Rahmenbedingungen zu erstellen. Eine Kontextliste allein bietet möglicherweise keine klare Priorisierung der Aufgaben. Wenn Sie nur nach Kontext sortieren, besteht die Gefahr, dass wichtige Aufgaben übersehen oder vernachlässigt werden. Es ist von Bedeutung, zusätzliche Methoden oder Tools zur Priorisierung zu verwenden, um sicherzustellen, dass Sie Ihre Zeit effektiv nutzen. Obwohl eine Kontextliste helfen kann, Ablenkungen zu minimieren, da sie die Aufmerksamkeit auf bestimmte Aufgaben oder Kontexte lenkt, kann sie nicht alle potenziellen Ablenkungen beseitigen. Andere Faktoren wie Benachrichtigungen auf dem Smartphone, soziale Medien oder Störungen in der Umgebung können immer noch Einfluss auf Ihre Konzentration nehmen.

Sie müssen herausfinden, welche Art von Aufgabenliste für Sie am besten geeignet ist. Experimentieren Sie mit verschiedenen Arten von To-do-Listen, um herauszufinden, welche am besten funktionieren. Stellen Sie sicher, dass Sie sich realistische Ziele setzen und Prioritäten setzen, sodass Sie die wichtigsten Aufgaben erledigen können. Nutzen Sie auch Technologien wie Alarme und Erinnerungen, um sicherzustellen, dass Sie Ihre Aufgaben nicht aus den Augen verlieren.

Timeboxing

Timeboxing ist eine Zeitmanagement-Technik, bei der Sie für bestimmte Aufgaben oder Aktivitäten bestimmte Zeiträume, sogenannte „Boxen" oder „Timeboxes", reservieren. In einer Timebox führen Sie eine bestimmte

Aufgabe für einen bestimmten Zeitraum aus und nach Ablauf der Timebox fahren Sie mit der nächsten Aufgabe fort, unabhängig davon, ob Sie die vorherige Aufgabe abgeschlossen haben oder nicht.
Timeboxing kann Ihnen helfen, mit den Symptomen von ADHS umzugehen, da es Ihnen eine klare Struktur und Organisation bietet.

Hier einige Vorteile, die Timeboxing bieten kann:

✓ Fokus und Konzentration: Die Konzentration auf eine bestimmte Aufgabe für eine bestimmte Zeit hilft, die Aufmerksamkeit aufrechtzuerhalten und Ablenkungen zu reduzieren. Die klare Abgrenzung der Timebox hilft, den Fokus aufrechtzuerhalten.

✓ Struktur und Planung: Durch die Einteilung des Tages oder eines bestimmten Zeitraums in Timeboxen erhält man eine klare Struktur und einen Zeitplan für die verschiedenen Aufgaben. Dies kann helfen, Überforderung zu reduzieren und die Planung von Aktivitäten zu erleichtern.

✓ Zeitbewusstsein: Menschen mit ADHS haben oft Schwierigkeiten, ein Zeitgefühl zu entwickeln und den Zeitbedarf für Aufgaben einzuschätzen. Timeboxing hilft, ein besseres Zeitbewusstsein zu entwickeln und ein realistisches Zeitmanagement zu praktizieren.

✓ Motivation und Produktivität: Durch das Setzen klarer Ziele und die Begrenzung der Zeitboxen kann Timeboxing Menschen mit ADHS helfen, ihre Motivation zu steigern und ihre Produktivität zu verbessern. Der Gedanke, dass eine Aufgabe nur für eine begrenzte Zeit erledigt werden muss, kann helfen, die Motivation aufrechtzuerhalten.

Es ist wesentlich, flexibel zu bleiben und den Zeitplan bei Bedarf anzupassen. Manche Aufgaben können mehr Zeit erfordern als erwartet, während andere schneller abgeschlossen werden können. Mit der Zeit werden Sie besser darin, Ihre Zeit einzuschätzen und den Zeitplan entsprechend anzupassen. Timeboxing kann am effektivsten sein, wenn Sie es regelmäßig und konsequent anwenden. Mit der Zeit werden Sie möglicherweise feststellen, dass Ihre Produktivität steigt und Sie besser in der Lage sind, Ihre Aufgaben zu bewältigen.

Vorlage:

Ziel:
[Beschreiben Sie hier das spezifische Ziel, das Sie innerhalb der Timebox erreichen möchten. Stellen Sie sicher, dass das Ziel klar und messbar ist.]

Timebox-Dauer:
[Legen Sie hier die Dauer fest, für die Sie die Aufgabe bearbeiten möchten. Dies kann in Minuten, Stunden oder anderen Zeitintervallen angegeben werden.]

Anleitung für Time-Boxing:

- Definieren Sie Ihre Aufgaben: Beginnen Sie damit, eine Liste der Aufgaben zu erstellen, die Sie erledigen möchten. Es können sowohl berufliche als auch persönliche Aufgaben sein. Stellen Sie sicher, dass die Aufgaben spezifisch und klar formuliert sind.
- Schätzen Sie die Zeitdauer: Schätzen Sie grob ab, wie viel Zeit Sie für jede Aufgabe benötigen könnten. Seien Sie realistisch, aber auch nicht zu großzügig mit Ihren Schätzungen. Halten Sie die Zeitboxen überschaubar, normalerweise zwischen 15 und 60 Minuten.
- Erstellen Sie einen Zeitplan: Planen Sie Ihre Zeitboxen in Ihrem Kalender oder auf einem Zeitplaner. Ordnen Sie den Aufgaben entsprechende Zeitfenster zu. Achten Sie darauf, genügend Pausen einzuplanen, um Erschöpfung zu vermeiden.
- Starten Sie die Timebox: Beginnen Sie mit der ersten Aufgabe gemäß dem Zeitplan. Stellen Sie sicher, dass Sie frei von Ablenkungen sind, indem Sie beispielsweise Ihr Handy stumm schalten und den Internetzugang einschränken.
- Fokussieren Sie sich auf die Aufgabe: Konzentrieren Sie sich während der Timebox ausschließlich auf die zugewiesene Aufgabe. Vermeiden Sie Multitasking und bleiben Sie konzentriert. Falls Ihnen Ablenkungen auffallen, notieren Sie diese kurz, um sich später damit zu befassen, aber lenken Sie sich nicht davon ab.
- Beenden Sie die Timebox: Wenn die vorher festgelegte Zeit abgelaufen ist, beenden Sie die aktuelle Aufgabe, auch wenn sie noch nicht vollständig erledigt ist. Notieren Sie den aktuellen Fortschritt und machen Sie eine kurze Pause, bevor Sie zur nächsten Timebox übergehen.
- Wechseln Sie zur nächsten Aufgabe: Gehen Sie zur nächsten Aufgabe über, wie es in Ihrem Zeitplan vorgesehen ist. Richten Sie Ihre Aufmerksamkeit vollständig auf diese neue Aufgabe und setzen Sie den Zyklus von Schritt 4 bis 6 fort.

- Überprüfen und reflektieren Sie: Am Ende des Tages oder der geplanten Timeboxen nehmen Sie sich Zeit, um Ihre Fortschritte zu überprüfen und zu reflektieren. Analysieren Sie, wie effektiv Sie Ihre Zeit genutzt haben, welche Aufgaben Sie erfolgreich erledigt haben und ob Anpassungen an Ihrem Zeitplan oder Ihrer Schätzung erforderlich sind.

Hinweise
Fügen Sie hier weitere Hinweise oder Tipps ein, die Ihnen bei der optimalen Nutzung des Timeboxing weiterhelfen.

Sie sollten beachten, dass nicht alle Ansätze für alle Menschen mit ADHS geeignet sind. Timeboxing kann jedoch eine nützliche Technik sein, um Ihnen Struktur und Organisation in den Alltag zu bringen und den Umgang mit Aufgaben und Zeitmanagement zu verbessern. Es kann hilfreich sein, verschiedene Ansätze auszuprobieren und individuell anzupassen, um herauszufinden, was am besten funktioniert.

Eisenhower-Matrix

Die Eisenhower-Matrix, benannt nach Dwight D. Eisenhower (1890–1969), ist eine Methode des Zeitmanagements, die Ihnen helfen kann, wichtige und dringende Aufgaben von unwichtigen und nicht dringenden Aufgaben zu unterscheiden. Sie wird auch als Vier-Quadranten-Methode bezeichnet.

Ziel der Eisenhower-Matrix ist es, Aufgaben nach ihrer Wichtigkeit und Dringlichkeit zu kategorisieren und zu gewichten. Es geht nicht darum, „die Dinge richtig zu tun, sondern die richtigen Dinge zu tun". Mit anderen Worten: Die Methode zielt darauf ab, die Effizienz zu steigern, indem die wirklich wichtigen Aufgaben erledigt werden, anstatt nur effizient zu sein und die Aufgaben richtig zu erledigen.

Um die Aufgaben zu klassifizieren und zu ordnen, müssen für jede Aufgabe zwei Fragen beantwortet werden: Wie wichtig ist die Aufgabe? Wie dringend ist die Aufgabe? Anhand der Antworten werden die Aufgaben in vier Kategorien eingeteilt:

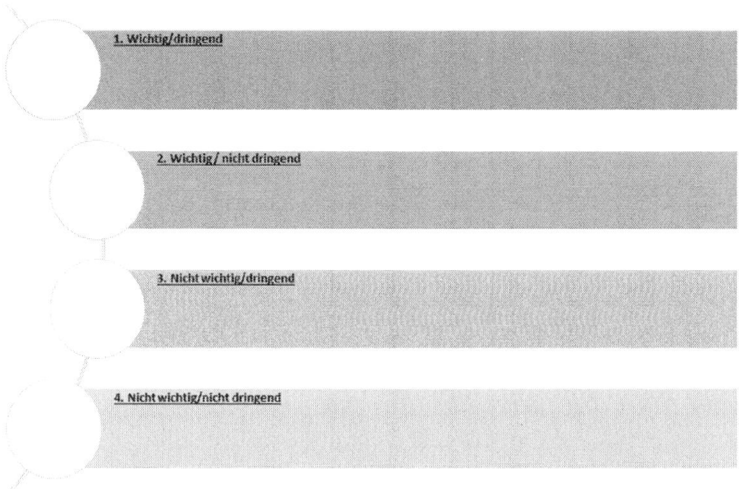

Um Ihre Aufgaben einer der vier Kategorien zuordnen zu können, sollten Sie sich über folgende Grundsätze bewusst sein: Wichtige Aufgaben sind solche, die direkt mit definierten Zielen zusammenhängen und Priorität haben. Dringende Aufgaben dulden keinen Aufschub und sollten idealerweise sofort erledigt werden, da sie unmittelbare Konsequenzen haben. Wichtige und dringende Aufgaben sollten selbst erledigt und so schnell wie möglich abgeschlossen werden, um wirksam zu sein. Dringende, aber nicht wichtige Aufgaben sollten, wenn möglich, delegiert oder automatisiert werden. Wenn dies nicht möglich ist, sollten sie vor den wichtigen, aber nicht dringenden Aufgaben erledigt werden, um den Arbeitsfluss nicht zu stören. Die Erledigung wichtiger, aber nicht dringender Aufgaben kann geplant und terminiert werden. Diese Aufgaben haben eine niedrigere Priorität als wichtige und dringende Aufgaben und sollten daher später erledigt werden, um den Fokus auf die aktuellen dringenden Anforderungen zu behalten.

Nicht wichtige und nicht dringende Aufgaben sollten nicht bearbeitet werden, da sie von geringer Bedeutung sind und keine unmittelbare Aufmerksamkeit erfordern. Je nach Kontext können sie archiviert oder gelöscht werden, um Platz für wichtigere Aktivitäten zu schaffen. Das Verständnis und die Anwendung dieser Prinzipien helfen, klare Prioritäten zu setzen und die Effizienz der Aufgabenerledigung zu steigern. Die Eisenhower-Matrix bietet Ihnen eine Reihe von Vorteilen. Sie ist einfach zu verstehen und anzuwenden und erfordert keine speziellen Vorkenntnisse oder Einarbeitungszeit. Durch die Einteilung Ihrer Aufgaben in die vier Kategorien können Sie Zeitfresser leicht identifizieren und strategisch wichtige und dringende Aufgaben im Auge behalten. Außer einem Blatt Papier und einem Stift benötigen Sie keine weiteren Hilfsmittel. Die Sortierung kann einfach um zusätzliche

Informationen wie Fälligkeitsdaten ergänzt werden. Die Visualisierung schafft Ordnung und Struktur und kann Ihnen bei der Erledigung der Aufgaben helfen.

Pareto-Prinzip

Im Zusammenhang mit dem Zeitmanagement bei ADHS kann das Pareto-Prinzip von Bedeutung sein, da es Ihnen helfen kann, begrenzte Zeit und Energie effektiver zu nutzen. ADHS kann häufig mit Schwierigkeiten bei der Organisation, Prioritätensetzung und Fokussierung einhergehen, was die effiziente Erledigung von Aufgaben erschweren kann.

Definition: Pareto-Prinzip
Das Pareto-Prinzip, auch 80/20-Regel oder Gesetz der „Vital Few“ und „Trivial Many“ genannt, besagt, dass etwa 80 % der Ergebnisse aus 20 % der Ursachen oder des Aufwands resultieren. Mit anderen Worten: Eine Minderheit von Faktoren verursacht die Mehrheit der Ergebnisse, während die Mehrheit der Faktoren nur einen geringen Einfluss hat.

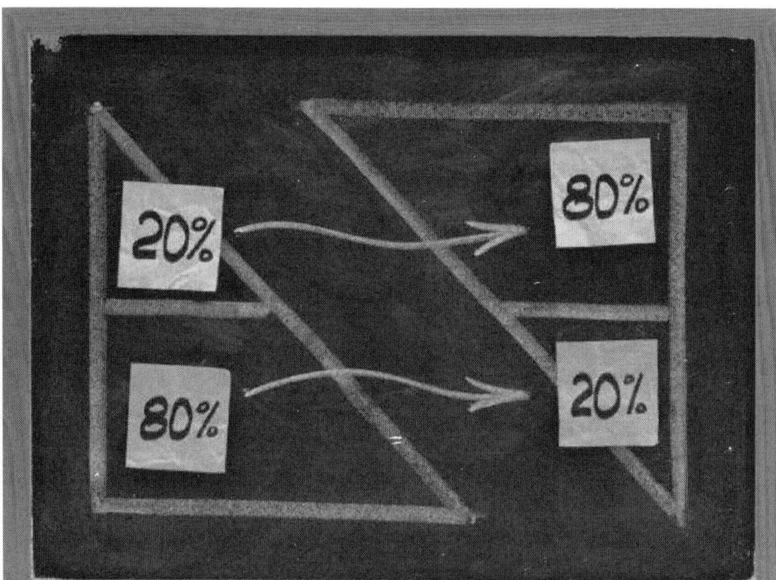

Durch die Anwendung des Pareto-Prinzips können Sie lernen, die wichtigsten Aufgaben zu identifizieren und Prioritäten zu setzen. Wenn Sie sich auf die 20 % der Aufgaben konzentrieren, die 80 % der Ergebnisse liefern, können Sie mit einem Minimum an Aufwand ein Maximum an Ergebnissen erzielen. Dies kann Ihnen bei der Reduzierung von Überforderung und Stress helfen und Ihnen ein Gefühl der Kontrolle vermitteln. Sie könnten beispielsweise eine To-do-Liste erstellen und die Aufgaben nach Wichtigkeit und Dringlichkeit ordnen. Sie können sich dann auf die wichtigsten Aufgaben konzentrieren und sicherstellen, dass Sie diese zuerst erledigen. Auf diese Weise können Sie Zeit und Energie sparen und dennoch wichtige Fortschritte erzielen.

Beispiel:
Angenommen, Sie haben eine lange Liste von Aufgaben für den Tag und möchten sicherstellen, dass Sie effizient arbeiten und wichtige Aufgaben nicht vernachlässigen. Sie könnten eine To-do-Liste erstellen und Ihre Aufgaben nach Wichtigkeit und Dringlichkeit ordnen.

Ihre Liste könnte wie folgt aussehen:

- Dringend und wichtig: Deadline für Projekt X einhalten
- Wichtig, aber nicht dringend: Vorbereitung für Präsentation nächste Woche
- Dringend, aber nicht so wichtig: E-Mails beantworten
- Nicht dringend und nicht so wichtig: Büro aufräumen

Indem Sie Ihre Aufgaben nach Wichtigkeit und Dringlichkeit priorisieren, können Sie sich auf die wichtigsten Aufgaben konzentrieren, um sicherzustellen, dass Sie diese zuerst erledigen. In diesem Fall würden Sie zuerst das Projekt X angehen, da es sowohl dringend als auch wichtig ist und eine Deadline hat. Anschließend könnten Sie sich auf die Vorbereitung für die Präsentation konzentrieren, da sie wichtig ist, aber nicht unmittelbarer Handlungsbedarf besteht.

Durch diese Priorisierung können Sie Zeit und Energie sparen, da Sie sich auf die Aufgaben konzentrieren, die den größten Einfluss haben. Es hilft auch, wichtige Fortschritte zu erzielen und sicherzustellen, dass Sie Ihre Ziele erreichen.

Es ist jedoch wichtig, zu beachten, dass das Pareto-Prinzip nicht für alle Situationen gilt und dass es in manchen Fällen notwendig sein kann, mehr Zeit und Energie zu investieren, um bestimmte Ziele zu erreichen. Sie sollten auch darauf achten, dass Sie nicht zu sehr auf die 80/20-Regel fixiert sind und Aufgaben, die nicht zu den wichtigsten gehören, nicht vernachlässigen.

Body-Doubling

Body-Doubling bezieht sich auf die Praxis, eine unterstützende Person in der Nähe zu haben, um Ihre Aufmerksamkeit und Anstrengungsbereitschaft bei monotonen oder langweiligen Aufgaben aufrechtzuerhalten. Es handelt sich um eine Art Motivationsarbeit, bei der ständige Ermahnungen oder Reden vermieden werden. Die bloße Anwesenheit der Person reicht aus.

Der Body-Double ist also eine unterstützende Person, die sich während der Arbeit in Ihrer Nähe aufhält. Der Body-Double strahlt dabei Ruhe und Konzentration aus, um ein positives Arbeitsumfeld zu schaffen.

Während dieser Zeit redet der Body-Double nicht ständig mit Ihnen und er ermahnt Sie nicht. Stattdessen ist er einfach anwesend und arbeitet konzentriert an seinen eigenen Aufgaben. Die bloße Anwesenheit des Body-Doubles wirkt motivierend und hilft Ihnen, die Konzentration aufrechtzuerhalten.

Der Body-Double achtet darauf, die Arbeitsumgebung nicht zu stören, und greift nur ein, wenn es notwendig ist, um Fehler zu korrigieren oder Ihnen zusätzliche Hilfestellung zu geben. Es gibt jedoch keinen ständigen Dialog oder Unterbrechungen.

Es ist anzumerken, dass die spezifischen Bedürfnisse und Anforderungen einer erwachsenen Person mit ADHS variieren können. Das Beispiel dient lediglich zur Veranschaulichung der Methode des Body-Doubling und sollte an Ihre individuellen Umstände und Präferenzen angepasst werden.

Weitere gängige Beispiele, in denen ein guter Freund als „Aufmerksamkeits-Stütze" nützlich sein kann, sind

- Aufräumen,
- Abwaschen/Putzen,
- Rechnungen bezahlen,
- Steuererklärungen ausfüllen,
- Bewerbungen/Lebenslauf schreiben,
- Strukturierung von Hausaufgaben/Diplomarbeiten bei Studierenden.

Generell fällt es vielen Menschen mit ADHS schwer, allein in einem Raum zu arbeiten. Gleichzeitig ist es aber auch problematisch, von zu vielen Personen oder Reizen umgeben zu sein. Deshalb kann es praktisch sein, mit einem Body-Double zusammenzuarbeiten. Auch hier muss betont werden, dass jeder Mensch mit ADHS individuell ist und es daher schwierig ist, eine allgemeine Regel aufzustellen.

Konzentration

ADHS ist eine Störung, die sich auf die Fähigkeit auswirken kann, Ihre Konzentration bei der Erledigung von Aufgaben aufrechtzuerhalten. Häufig neigen Menschen mit ADHS dazu, abzuschweifen, sich ablenken zu lassen oder die Zeit falsch einzuschätzen. Dadurch kann es schwierig werden, Aufgaben rechtzeitig zu erledigen. Im Folgenden finden Sie verschiedene Tools, die Ihnen für eine bessere Konzentration nützlich sein können.

Reizarme Umgebung

Eine reizarme Umgebung kann Ihnen auf verschiedene Weise helfen, Ihre Konzentration bei ADHS zu verbessern. Hier sind einige Möglichkeiten, wie Sie dies erreichen können:

- Reduzieren Sie visuelle Ablenkungen:

Achten Sie darauf, dass Ihr Arbeitsbereich frei von starken visuellen Reizen ist. Vermeiden Sie die Nähe von Fensterfronten oder belebten Durchgängen. Ein aufgeräumter und übersichtlicher Arbeitsplatz kann Ihnen dabei behilflich sein, fokussiert und konzentriert zu bleiben.

- Reduzieren Sie akustische Ablenkungen:

Lärm kann besonders für Menschen mit ADHS sehr störend sein. Platzieren Sie Ihren Arbeitsbereich nach Möglichkeit in einer geräuscharmen Umgebung, fernab von Straßenlärm oder belebten Aufenthaltsbereichen. Sie können auch Ohrstöpsel oder geräuschunterdrückende Kopfhörer verwenden, um externe Geräusche zu minimieren.

- Individuelle Konzentrationshilfen:

Wählen Sie ein oder zwei Dinge aus, die Sie gerne betrachten, z. B. eine Postkarte oder Ihre Lieblings-Tasse. Diese persönlichen Gegenstände können als Konzentrationshilfen dienen und Ihnen helfen, Ihre Aufmerksamkeit aufrechtzuerhalten. Vermeiden Sie es jedoch, Ihren Arbeitsplatz mit zu vielen persönlichen Gegenständen zu überladen, da dies zu zusätzlicher Ablenkung führen kann.

- Schaffen Sie eine angenehme Atmosphäre:

Es ist wichtig, dass Sie sich in Ihrer Arbeitsumgebung wohlfühlen, damit Sie sich konzentrieren können. Überlegen Sie, welche Elemente zu einer angenehmen Atmosphäre beitragen können. Das kann eine angenehme Beleuchtung sein, ein bequemer Stuhl oder die Möglichkeit, zwischendurch aufzustehen und sich zu bewegen.

Schließlich ist zu beachten, dass individuelle Vorlieben und Bedürfnisse unterschiedlich sein können. Es kann für Sie hilfreich sein, verschiedene Einstellungen und Konfigurationen auszuprobieren, um herauszufinden, welche Umgebung für Sie am besten geeignet ist.

Aufgabendauer einschätzen

Wenn Sie unter ADHS leiden, kann Ihnen die Methode des Zeitschätzens helfen, die Dauer von Aufgaben besser einzuschätzen und Ihre Konzentration zu verbessern.

Beispiel:
Angenommen, eine Person mit ADHS hat die Aufgabe, einen Aufsatz über ein bestimmtes Thema zu schreiben. Diese Aufgabe umfasst Recherche, Planung, das eigentliche Schreiben und das Korrekturlesen. Eine Person ohne ADHS könnte in der Lage sein, die Aufgabe aufgrund ihrer Erfahrung und Fähigkeiten recht genau einzuschätzen.

Für jemanden mit ADHS kann es jedoch schwierig sein, die benötigte Zeit für jede Phase der Aufgabe richtig einzuschätzen. Die Person könnte sich leicht ablenken lassen, Schwierigkeiten haben, sich zu konzentrieren, und möglicherweise hyperfokussieren, was bedeutet, dass sie in einen Tunnelblick geraten und Schwierigkeiten haben, die Zeit im Auge zu behalten.

Infolgedessen könnte die Person mit ADHS die Zeit für die Recherche und Planung unterschätzen, indem sie denkt, dass es viel schneller geht, als es tatsächlich der Fall ist. Beim Schreiben könnte sie Schwierigkeiten haben, den Fluss aufrechtzuerhalten, und sich immer wieder ablenken lassen, was zu längeren Schreibphasen führen kann als erwartet. Das Korrekturlesen könnte ebenfalls länger dauern, da die Person möglicherweise Schwierigkeiten hat, Fehler zu erkennen oder die Aufmerksamkeit aufrechtzuerhalten.

Insgesamt könnte die Person mit ADHS die Aufgabendauer unterschätzen und feststellen, dass sie viel mehr Zeit benötigt als erwartet. Dies kann zu Stress, Frustration und dem Gefühl der Überforderung führen. Daher ist es wichtig für Menschen mit ADHS, ihre Zeitmanagementfähigkeiten zu entwickeln, Strategien zur Bewältigung von Ablenkungen zu erlernen und realistischere Zeitpläne zu erstellen, um ihre Aufgaben effektiv zu bewältigen.

Anleitung:
Die Methode des Zeitschätzens bietet Ihnen eine einfache und effektive Lösung. Bevor Sie mit einer Aufgabe beginnen, schätzen Sie die Zeit, die Sie voraussichtlich benötigen werden, um die Aufgabe zu erledigen. Stellen Sie dann einen Timer oder eine Alarmfunktion ein und beginnen Sie mit der Aufgabe. Wenn Sie die Aufgabe beenden, bevor der Timer Alarm schlägt, können Sie stolz auf sich sein und sich über das Ergebnis freuen. Dies fördert ein positives Gefühl der Erfüllung und Motivation.

Haben Sie jedoch länger als erwartet gebraucht, um die Aufgabe zu erledigen, fragen Sie sich, ob Sie vielleicht herumgetrödelt, die Zeit vergessen, sich ablenken lassen oder andere Dinge getan haben. Vielleicht war die Aufgabe auch umfangreicher, als Sie erwartet haben. Diese bewusste Reflexion hilft Ihnen, Ablenkungen oder Zeitverschwendung zu erkennen.

Durch die regelmäßige Anwendung dieser Methode schulen Sie Ihr Zeitgefühl und verbessern Ihre Fähigkeit, Aufgaben kontinuierlich zu Ende zu führen. Es hilft Ihnen dabei, effizienter zu arbeiten, Ihre Aufgaben besser zu organisieren und Ihre Konzentration aufrechtzuerhalten. Die Methode der Zeitschätzung kann eine praktische Strategie sein, um die Dauer von Aufgaben einzuschätzen, Ihre Konzentration zu verbessern und effizienter zu arbeiten.

Geplante Pausen statt Hyperfokus

Wenn Sie unter ADHS leiden, können geplante Pausen anstelle von Hyperfokussierung helfen, Ihre Konzentration zu verbessern. Es ist dabei wichtig, Ihre natürliche Konzentrationsspanne zu kennen.

Definition: Hyperfokus
Hyperfokus ist ein Zustand der intensiven Konzentration und Absorption in eine bestimmte Aktivität, bei dem eine Person mit einer Aufmerksamkeitsdefizit-Hyperaktivitätsstörung extrem fokussiert und in der Lage ist, sich über einen längeren Zeitraum intensiv mit einer Aufgabe oder einem Interessengebiet zu beschäftigen. In diesem Zustand können Menschen mit ADHS außergewöhnliche Aufmerksamkeit und Produktivität zeigen, wobei sie oft die Zeit um sich herum vergessen und sich stark in ihre Tätigkeit vertiefen.

Aufgrund von ADHS können Sie oft Mühe haben, Ihre Aufmerksamkeit über einen längeren Zeitraum aufrechtzuerhalten. Hyperfokussierung tritt auf, wenn Sie in eine Aufgabe vertieft sind und Schwierigkeiten haben, sich davon zu lösen, auch wenn dies wünschenswert wäre. Obwohl Hyperfokus auf den ersten Blick positiv erscheinen mag, kann er zu Erschöpfung und Überlastung führen.

Beim Konzept der geplanten Pausen geht es darum, sich bewusst kleine Unterbrechungen während der Arbeitszeit zu gönnen. Anstatt sich zu zwingen, über Ihre natürliche Leistungsfähigkeit hinaus zu arbeiten, akzeptieren Sie Ihre begrenzte Aufmerksamkeitszeit und nutzen sie effektiv. Wenn Sie beispielsweise wissen, dass Sie sich maximal 30 Minuten konzentrieren können, können Sie nach dieser Zeit eine kurze Pause einlegen.

Wenn Sie geplante Pausen in Ihren Arbeitsablauf integrieren, können Sie sich erholen und neue Energie tanken. Diese Pausen sollten jedoch bewusst gestaltet werden. Sie können aufstehen, sich strecken, tief durchatmen, Wasser trinken oder sogar kurz meditieren. Ziel ist es, dem Gehirn eine kurze Auszeit zu gönnen, bevor man sich wieder auf eine Aufgabe konzentriert.

Die **Vorteile** geplanter Pausen bei ADHS liegen darin, dass sie helfen, Erschöpfung und Überforderung zu vermeiden. Durch Pausen können Sie Ihre Konzentration aufrechterhalten, da Sie Ihre begrenzte Aufmerksamkeitszeit besser nutzen. Wenn Sie sich regelmäßig von Ihrer Arbeit lösen, können Sie Ihre Denkmuster unterbrechen, sich erfrischen und sich auf die nächste Aufgabe konzentrieren. Es ist anzumerken, dass jede Person mit ADHS einzigartig ist und individuelle Strategien finden muss, die am besten zu ihr passen. Geplante Pausen sind eine Möglichkeit, die Konzentration zu verbessern, aber Sie können auch andere Techniken ausprobieren, um herauszufinden, welche Methode für Sie am besten geeignet ist.

White Noise

White Noise kann Ihnen dabei helfen, Ihre Konzentration zu verbessern, indem es eine gleichmäßige und kontinuierliche Klangkulisse erzeugt, die störende Hintergrundgeräusche ausblendet. Bei ADHS kann es schwierig sein, sich auf eine Aufgabe zu konzentrieren, da externe Reize leicht ablenken können. Durch das Abspielen von White Noise wird ein angenehmer und konstanter Klang erzeugt, der monotone Eigenschaften aufweist und das Gehirn dabei unterstützt, sich auf eine bestimmte Tätigkeit zu fokussieren.

Der gleichmäßige Klang des White Noise kann auch beim Schlafen hilfreich sein. Menschen mit ADHS haben oft Schwierigkeiten beim Einschlafen oder werden während der Nacht häufiger wach, da ihr Gehirn aktiv bleibt und auf äußere Reize reagiert. Das Abspielen von White Noise im Hintergrund kann Ihnen helfen, Ihr Gehirn zu beruhigen und den störenden Einfluss von Geräuschen in Ihrer Umgebung zu minimieren. Der monotone Klang des weißen Rauschens kann als beruhigender Hintergrund dienen und Ihnen beim Einschlafen helfen, um einen tieferen und erholsameren Schlaf zu erreichen.

Darüber hinaus trägt White Noise zur Entspannung bei. Bei ADHS kann es zu angespannten Gefühlen und Stress kommen, da das Gehirn oft in einem Zustand erhöhter Aktivität ist. Durch das Abspielen von White Noise werden andere Geräusche maskiert, was zu einer angenehmen Geräuschkulisse führt. Diese Hintergrundgeräusche können dabei helfen, Stress abzubauen und eine entspannte Atmosphäre zu schaffen. Da das Gehirn weniger Reize verarbeiten muss, kann es sich besser entspannen und zur Ruhe kommen.

Es ist jedoch zu beachten, dass die Auswirkungen von White Noise auf Menschen mit ADHS individuell variieren können. Einige Menschen finden die Wirkung beruhigend und unterstützend, während andere möglicherweise keine signifikante Verbesserung bemerken. Es könnte hilfreich sein, verschiedene Arten von White Noise auszuprobieren, wie zum Beispiel das Rauschen von Regen, Wellen oder eines Wasserfalls, um herauszufinden, welche Art von Klangkulisse Ihnen am besten hilft, Ihre Konzentration zu verbessern, den Schlaf zu fördern und Entspannung zu erreichen.

Nutzen klarmachen

Sollten Sie unter ADHS leiden und Schwierigkeiten haben, sich zu konzentrieren, kann es hilfreich sein, sich die Vorteile vor Augen zu führen, die es mit sich bringt, sich auf eine bestimmte Aufgabe zu konzentrieren. Motivation und Konzentration hängen eng zusammen. Wenn Sie nicht wirklich wissen, warum Sie etwas tun oder was Sie erreichen wollen, kann es für Sie anstrengend sein, sich darauf zu konzentrieren.

Das Bewusstsein für den Nutzen gibt Ihnen einen Anreiz, Ihre Konzentration zu verbessern.

Hier sind einige Möglichkeiten, wie Sie den Nutzen erkennen können:

- **Zeitersparnis**: Es ist oft erstrebenswert, eine Aufgabe schneller zu erledigen. Wenn Sie konzentriert und effizient arbeiten, haben Sie mehr Zeit für Dinge, die Ihnen Spaß machen.
- **Belohnungen**: Überlegen Sie sich kleine Belohnungen, die Sie erhalten, wenn Sie eine bestimmte Aufgabe erledigt haben. Wenn Sie sich konzentrieren, können Sie diese Vorteile erreichen und sich über die Belohnung freuen.
- **Erfolgserlebnis**: Sie können auch durch ein einfaches Erfolgsgefühl den Nutzen darin finden, eine lästige Aufgabe zu bewältigen. Die Konzentration darauf und der Abschluss können ein Gefühl des Stolzes und der Zufriedenheit vermitteln, etwas erreicht zu haben.

Es ist bedeutend, dass Sie herausfinden, was für Sie persönlich am besten funktioniert. Jeder Mensch ist anders und was für andere funktioniert, muss nicht unbedingt auch für Sie funktionieren. Nehmen Sie sich Zeit, um herauszufinden, was Sie motiviert und Ihnen hilft, sich zu konzentrieren.

Sobald Sie sich der Vorteile bewusst sind, können Sie eine positive Einstellung zur Aufgabe entwickeln und sich leichter darauf konzentrieren. Es kann auch hilfreich sein, sich kleine Ziele zu setzen und sich immer wieder vor Augen zu führen, was Sie davon haben, wenn Sie diese Ziele erreichen.

Versuchen Sie, sich nicht zu sehr auf mögliche Schwierigkeiten oder Ablenkungen zu konzentrieren, sondern richten Sie Ihre Aufmerksamkeit bewusst auf den Nutzen, den Sie aus Ihrer Konzentration ziehen können. Auf diese Weise können Sie Ihre Konzentration verbessern und effizienter arbeiten.

Visualisierung

Definition: Visualisierung
Visualisierung ist eine Technik, bei der Sie mentale Bilder oder Vorstellungen verwenden, um eine bestimmte Situation, ein Ziel oder einen Prozess darzustellen. Sie kann Ihnen helfen, Ihre Konzentration bei ADHS zu verbessern, indem sie Ihnen hilft, Ihre Gedanken zu fokussieren und Ihre Aufmerksamkeit auf eine bestimmte Aufgabe zu lenken.

Wie funktioniert die Visualisierung?
Visualisierung beruht auf Ihrer Vorstellungskraft. Wenn Sie sich etwas vorstellen, aktivieren Sie bestimmte Bereiche Ihres Gehirns, die mit visueller Wahrnehmung und räumlichem Denken zu tun haben. Diese Aktivierung kann Ihnen dabei behilflich sein, sich besser auf eine Aufgabe zu konzentrieren und Ablenkungen zu reduzieren.

Die **Vorteile** der Visualisierung bei ADHS:

- **Fokussierung der Aufmerksamkeit:** Durch die bewusste Visualisierung können Sie Ihre Aufmerksamkeit gezielt auf eine bestimmte Aufgabe oder ein Ziel lenken und somit Ihre Konzentration verbessern. Stellen Sie sich das gewünschte Ergebnis oder den Ablauf einer Aufgabe vor und helfen Sie Ihrem Gehirn, sich darauf zu konzentrieren.
- **Reduzierung von Ablenkungen:** Menschen mit ADHS haben oft Schwierigkeiten, ihre Aufmerksamkeit aufrechtzuerhalten, da sie leicht von externen Reizen abgelenkt werden. Durch die Visualisierung können Sie ein inneres Bild erzeugen, das als „mentaler Schutzschild" gegen Ablenkungen wirkt. Wenn Sie sich zum Beispiel vorstellen, in einer ruhigen und konzentrierten Umgebung zu arbeiten, können Sie sich besser auf Ihre Aufgabe konzentrieren.
- **Steigerung der Motivation**: Visualisierung kann Ihnen dabei helfen, die Motivation bei der Bewältigung von Aufgaben zu erhöhen. Wenn Sie sich bildlich vorstellen, wie Sie eine Aufgabe erfolgreich abschließen oder ein Ziel erreichen, können Sie positive Emotionen und den Wunsch, diese Vision zu verwirklichen, verstärken.

Wann und wie wenden Sie Visualisierung an?

Visualisierung kann in verschiedenen Situationen angewendet werden, um Ihre Konzentration zu verbessern:

- **Vorbereitung auf Aufgaben:** Bevor Sie mit einer Aufgabe beginnen, können Sie sich in Gedanken vorstellen, wie Sie sie erfolgreich abschließen. Stellen Sie sich den Ablauf der Aufgabe, die Schritte, die Sie unternehmen werden, und das positive Ergebnis am Ende vor.
- **Konzentration während des Lernens:** Wenn Sie Schwierigkeiten haben, sich beim Lesen oder Lernen zu konzentrieren, versuchen Sie, sich die Informationen bildlich vorzustellen. Erzeugen Sie mentale Bilder, um den Text oder das Thema zu visualisieren. Dies kann Ihnen helfen, das Verständnis und die Erinnerung zu verbessern.
- **Stressbewältigung:** Visualisierung kann auch zur Entspannung und Stressbewältigung eingesetzt werden. Durch die Schaffung einer ruhigen und friedlichen Umgebung in Ihrer Vorstellung können Sie Stress und Angst reduzieren.
- **Zukunftsplanung und Zielsetzung:** Visualisierung kann Ihnen dabei helfen, klare Ziele für die Zukunft zu definieren. Stellen Sie sich vor, wie Sie Ihre Ziele erreichen und welche Schritte Sie unternehmen müssen, um dorthin zu gelangen. Diese Vorstellung kann Ihnen als Leitfaden dienen und die Motivation für die Umsetzung der Ziele steigern.

Audiodatei 1

Übung: Visualisierung:

Diese Übung zur Visualisierung hilft Ihnen dabei, Ihre Konzentration zu verbessern und Ihre Gedanken zu fokussieren. Sie können diese Übung sowohl im Sitzen als auch im Liegen durchführen.

Finden Sie einen ruhigen und bequemen Ort, an dem Sie sich entspannen können. Schließen Sie Ihre Augen und nehmen Sie ein paar tiefe Atemzüge, um sich zu beruhigen.

Stellen Sie sich vor, Sie stehen am Anfang eines wunderschönen Wanderwegs in der Natur. Nehmen Sie sich einen Moment Zeit, um die Umgebung mit Ihren Sinnen wahrzunehmen. Beachten Sie die Geräusche, die Sie hören, den Duft der Natur und die Temperatur der Luft.

Beginnen Sie, langsam den Wanderweg entlangzugehen. Visualisieren Sie jeden Schritt, den Sie machen. Beachten Sie, wie sich der Untergrund unter Ihren Füßen anfühlt. Spüren Sie die natürliche Umgebung um sich herum.

Während Sie weitergehen, können Sie verschiedene Elemente auf Ihrem Weg wahrnehmen. Das können Bäume, Blumen, ein Fluss oder Berge sein.

Nehmen Sie sich Zeit, um diese Elemente in Ihrer Vorstellung lebendig zu machen. Betrachten Sie ihre Farben, Texturen und Formen.
Lassen Sie sich von nichts ablenken. Falls Ihnen andere Gedanken in den Kopf kommen, lassen Sie sie vorbeiziehen wie Wolken am Himmel und lenken Sie Ihre Aufmerksamkeit wieder auf den Wanderweg zurück.

Gehen Sie weiter den Weg entlang und kommen Sie zu einem bestimmten Ziel, das Sie erreichen möchten. Das kann ein erholsamer Ort sein, an dem Sie Ruhe finden, oder ein persönliches Ziel, das Sie erreichen möchten.

Nehmen Sie sich Zeit, um das Erreichen dieses Ziels in Ihrer Vorstellung zu visualisieren. Stellen Sie sich lebhaft vor, wie es sich anfühlt, dieses Ziel zu erreichen, welche Emotionen es in Ihnen auslöst und wie stolz Sie auf sich selbst sind.

Nachdem Sie das Ziel erreicht haben, nehmen Sie sich einen Moment, um die Erfahrung zu genießen und die Umgebung zu erkunden. Beachten Sie erneut alle Sinnesreize und Details.

Kehren Sie langsam von Ihrem imaginären Spaziergang zurück und gehen Sie den Weg zurück, den Sie gekommen sind. Beenden Sie die Visualisierung und öffnen Sie die Augen, um sich Ihrer Gefühle bewusst zu werden.

Diese Übung kann regelmäßig durchgeführt werden, um Ihre Konzentration und Aufmerksamkeit zu verbessern. Indem Sie Ihre Vorstellungskraft nutzen und sich auf den Wanderweg konzentrieren, können Sie Ihre Gedanken fokussieren und zur Ruhe kommen. Mit der Zeit werden Sie möglicherweise feststellen, dass es Ihnen leichter fällt, Ihre Aufmerksamkeit auf andere Aufgaben zu lenken und ablenkende Gedanken zu reduzieren.

Visualisierungen sind nicht für jeden gleich wirksam. Jeder Mensch hat unterschiedliche Vorstellungskräfte und Präferenzen. Sie sollten experimentieren und herausfinden, welche Art von Visualisierung für Sie am besten funktioniert. Es kann auch hilfreich sein, Anleitungen oder Übungen zur Visualisierung zu suchen oder professionelle Unterstützung von einem Therapeuten oder Coach einzuholen, der Erfahrung mit ADHS hat.

Atemübungen

Atemübungen können Ihnen helfen, sich bei ADHS besser zu konzentrieren. Atemübungen haben eine beruhigende Wirkung auf das Nervensystem. ADHS ist eine neurologische Störung, die durch Impulsivität, Unaufmerksamkeit und Hyperaktivität gekennzeichnet ist. Atemübungen können Ihnen dabei behilflich sein, Ihren Geist zu beruhigen, Stress abzubauen und Ihre Aufmerksamkeit zu verbessern.

Warum helfen Atemübungen, sich zu konzentrieren?

- **Verbesserung der Sauerstoffzufuhr:** Tiefes Atmen verbessert die Sauerstoffversorgung Ihres Gehirns. Eine ausreichende Sauerstoffversorgung ist entscheidend für die optimale Funktion Ihres Gehirns, einschließlich Ihrer Konzentrationsfähigkeit.

- **Stressabbau**: Menschen mit ADHS stehen häufig unter erhöhtem Stress, der die Konzentration beeinträchtigen kann. Durch bewusstes Atmen und bestimmte Atemtechniken können Sie Ihren Körper in einen entspannten Zustand versetzen. Dadurch wird Stress abgebaut und der Geist beruhigt, was zu einer besseren Konzentration führen kann.
- **Konzentration auf den Moment:** Atemübungen erfordern Konzentration und Aufmerksamkeit auf den Atem. Dies hilft, den Geist zu klären und sich auf den gegenwärtigen Moment zu konzentrieren, anstatt sich von ablenkenden Gedanken und Impulsen überwältigen zu lassen.

Nachfolgend finden Sie drei Atemtechniken, die Ihnen helfen können, sich bei ADHS besser zu konzentrieren:

Audiodatei 2

- **Bauchatmung**: Setzen Sie sich in eine bequeme Position und legen Sie eine Hand auf Ihren Bauch. Schließen Sie die Augen und atmen Sie tief durch die Nase ein, wobei Sie darauf achten, dass sich Ihr Bauch beim Einatmen ausdehnt. Atmen Sie dann langsam durch den Mund aus. Konzentrieren Sie sich dabei auf den Rhythmus Ihrer Atmung und spüren Sie die Bewegung Ihres Bauches. Diese Technik beruhigt Ihr Nervensystem und fördert die Entspannung, was zu einer verbesserten Konzentration führen kann.

Audiodatei 3

- **Zählende Atmung:** Atmen Sie tief durch die Nase ein und zählen Sie innerlich bis vier. Halten Sie den Atem für einen Moment an und zählen Sie dabei bis vier. Atmen Sie dann langsam durch den Mund aus und zählen Sie dabei bis vier. Wiederholen Sie diesen Vorgang mehrere Male. Das Zählen hilft Ihnen dabei, Ihren Geist zu fokussieren und ablenkende Gedanken zu reduzieren.

Audiodatei 4

- **Alternative Nasenatmung:** Schließen Sie abwechselnd das rechte und linke Nasenloch mit den Fingern und atmen Sie durch das offene Nasenloch tief ein und aus. Beginnen Sie mit der linken Seite, indem Sie das rechte Nasenloch verschließen und durch das linke ein- und ausatmen. Wechseln Sie dann und atmen Sie durch das rechte Nasenloch ein und aus, während Sie das linke verschließen. Diese Technik fördert die Balance zwischen den beiden Gehirnhälften und kann zu einer verbesserten Konzentration führen.

Nicht alle Atemübungen sind für alle Menschen gleich wirksam. Sie können verschiedene Techniken ausprobieren und die für Sie am besten geeigneten auswählen. Es kann auch hilfreich sein, Atemübungen regelmäßig in den Alltag zu integrieren, um langfristig von den Vorteilen zu profitieren.

Beziehungen & soziales Leben

Selbstfürsorge

Selbstfürsorge ist ein wichtiger Aspekt der Bewältigung von ADHS und kann Ihnen dabei helfen, Ihre Beziehungen und Ihr soziales Leben zu verbessern. Selbstfürsorge bezieht sich auf Maßnahmen, die Sie ergreifen, um Ihr körperliches, geistiges und emotionales Wohlbefinden zu fördern. Durch Selbstfürsorge lernen Sie, auf Ihre eigenen Bedürfnisse zu achten und für sich selbst zu sorgen. Wenn Sie ADHS haben, kann Selbstfürsorge Ihnen helfen, mit den Herausforderungen der Störung umzugehen und Ihre Symptome zu lindern. Wenn Sie auf sich achten und für sich selbst sorgen, steigern Sie Ihre Energie, bauen Stress ab und verbessern Ihre Konzentration und Aufmerksamkeit.

Hier sind einige Möglichkeiten, wie Selbstfürsorge Ihnen bei der Verbesserung Ihrer Beziehungen und Ihres sozialen Lebens helfen kann:

- **Erhöhte Selbstakzeptanz:** Durch Selbstfürsorge lernen Sie, sich so zu akzeptieren und zu lieben, wie Sie sind. Das stärkt Ihr Selbstbewusstsein und hilft Ihnen, sich in sozialen Situationen wohler zu fühlen.
- **Stressmanagement:** ADHS kann mit Stress verbunden sein, der Ihre Beziehungen belasten kann. Selbstfürsorge hilft Ihnen, Stress abzubauen und Ihr emotionales Gleichgewicht zu finden. Dies ermöglicht es Ihnen, besser mit zwischenmenschlichen Konflikten umzugehen und Ihre Beziehungen zu pflegen.
- **Verbesserte Kommunikation:** Selbstfürsorge beinhaltet auch die Pflege gesunder Kommunikationsgewohnheiten. Durch das Erkennen und Kommunizieren der eigenen Bedürfnisse können Missverständnisse vermieden und Beziehungen gestärkt werden.

Um Selbstfürsorge zu lernen, können Sie verschiedene Übungen und Techniken ausprobieren:

- **Achtsamkeit und Meditation:** Praktizieren Sie regelmäßig Achtsamkeitsübungen und Meditation, um Ihre Aufmerksamkeit zu stärken und Ihre

Gedanken zu beruhigen. Dadurch können Sie Stress abbauen und Ihre Konzentration verbessern.

- **Zeit für sich selbst:** Planen Sie bewusst Zeit für Aktivitäten ein, die Ihnen Freude bereiten und Ihnen Energie geben. Das können Hobbys, Sport, Lesen oder Entspannungsübungen sein. Nehmen Sie sich regelmäßig Auszeiten, um aufzutanken und neue Energie zu gewinnen.
- **Selbstreflexion:** Nehmen Sie sich Zeit, um über Ihre eigenen Bedürfnisse, Wünsche und Ziele nachzudenken. Reflektieren Sie über Ihre Stärken und Schwächen und identifizieren Sie Bereiche, in denen Sie sich verbessern möchten. Dies kann Ihnen helfen, klare Ziele zu setzen und Ihre Beziehungen positiv zu beeinflussen.

Ein gesunder Lebensstil ist ebenfalls ein wichtiger Teil der Selbstfürsorge, insbesondere bei ADHS. Hier sind einige Empfehlungen:

- **Regelmäßige Bewegung:** Körperliche Aktivität kann Ihre Stimmung verbessern, Stress reduzieren und Ihre Konzentration fördern. Finden Sie eine Form der Bewegung, die Ihnen Spaß macht, und integrieren Sie sie in Ihren Alltag.
- **Ausgewogene Ernährung:** Achten Sie auf eine ausgewogene Ernährung, die reich an Nährstoffen ist. Vermeiden Sie übermäßigen Konsum von zuckerhaltigen und verarbeiteten Lebensmitteln, da diese sich negativ auf Ihre Konzentration und Stimmung auswirken können.
- **Ausreichend Schlaf:** Sorgen Sie für ausreichend Schlaf, da Schlafmangel die Symptome von ADHS verstärken kann. Versuchen Sie, einen regelmäßigen Schlafrhythmus zu etablieren, und schaffen Sie eine entspannende Schlafumgebung.
- **Stressreduktion**: Finden Sie gesunde Wege, um Stress abzubauen, wie zum Beispiel Yoga, Atemübungen oder das Ausüben von Entspannungstechniken.

Denken Sie daran, dass Selbstfürsorge ein fortlaufender Prozess ist und dass es wichtig ist, auf Ihre individuellen Bedürfnisse und Grenzen zu achten. Durch Selbstfürsorge können Sie das Beste aus sich herausholen und Ihre Beziehungen und Ihr soziales Leben verbessern.

Bedürfnisse wahrnehmen

Wenn Sie ADHS haben, kann das Bewusstsein für Ihre Bedürfnisse Ihnen helfen, Ihre Beziehungen und Ihr soziales Leben zu verbessern. ADHS kann sich auf verschiedene Bereiche Ihres Lebens auswirken, einschließlich Ihrer sozialen Interaktionen und Beziehungen zu anderen Menschen. Wenn Sie Ihre Bedürfnisse wahrnehmen und darauf achten, können Sie gezielter handeln und Strategien entwickeln, um Ihre sozialen Fähigkeiten zu verbessern.

Ein Bedürfnis entsteht, wenn Sie das Gefühl haben, dass Ihnen etwas fehlt oder etwas nicht erfüllt ist. Es kann sich um physische, emotionale oder soziale Bedürfnisse handeln. Wenn Sie Ihre Bedürfnisse wahrnehmen, erlangen Sie ein tieferes Verständnis für sich selbst und Ihre persönlichen Prioritäten.

Beispiel:
Angenommen, Sie arbeiten die ganze Woche über 10 Stunden pro Tag und haben abends kaum Zeit für sich selbst. Das kann dazu führen, dass Sie das Bedürfnis nach Entspannung am Wochenende verspüren. Das Erkennen dieses Bedarfs gibt Ihnen den Antrieb, etwas an dieser Situation zu ändern. Sie könnten gezielt Zeiten für Entspannung und Selbstfürsorge in Ihren Wochenplan integrieren, um Ihre Bedürfnisse besser zu erfüllen.

Die bewusste Wahrnehmung Ihrer Bedürfnisse kann auch dazu beitragen, Ihre Beziehungen zu verbessern. Wenn Sie wissen, welche Bedürfnisse Sie haben, können Sie sie effektiver kommunizieren und andere um Unterstützung bitten. Zum Beispiel könnten Sie das Bedürfnis nach Ruhe und Alleinsein haben, um sich zu erholen und Ihre Konzentration wiederherzustellen. Wenn Sie dies Ihren Angehörigen mitteilen, können sie besser verstehen, warum Sie manchmal Zeit für sich selbst brauchen. Es ermöglicht ihnen, Rücksicht auf Ihre Bedürfnisse zu nehmen und Ihnen den Raum zu geben, den Sie brauchen.

Des Weiteren kann die bewusste Wahrnehmung Ihrer Bedürfnisse Ihnen helfen, gezieltere Entscheidungen zu treffen, die Ihrem Wohlbefinden dienen. Sie können sich auf Aktivitäten konzentrieren, die Ihre Bedürfnisse erfüllen, wie zum Beispiel Bewegung, Gemeinschaft oder Inspiration. Wenn Sie sich selbst besser verstehen und Ihre Bedürfnisse berücksichtigen, können Sie auch Ihre Grenzen setzen und Ihre Zeit und Energie effektiver verwalten.

Es ist dabei anzumerken, dass jeder Mensch unterschiedliche Bedürfnisse hat. Was für Sie wichtig ist, kann für jemand anderen möglicherweise nicht von Bedeutung sein. Indem Sie Ihre eigenen Bedürfnisse erkennen und respektieren, können Sie auch lernen, die Bedürfnisse anderer Menschen besser zu verstehen und in Ihren sozialen Interaktionen einfühlsamer zu sein.

Insgesamt kann die bewusste Wahrnehmung Ihrer Bedürfnisse bei ADHS dazu beitragen, dass Sie sich selbst besser verstehen, Ihre Prioritäten setzen und gezieltere Entscheidungen treffen. Durch die Befriedigung Ihrer Bedürfnisse nach Entspannung, sozialer Interaktion und persönlichem Wachstum können Sie Ihre Beziehungen und Ihr soziales Leben verbessern.

Das Konzept der Bedürfnistöpfe

Das Konzept der Bedürfnistöpfe kann Ihnen bei ADHS helfen, Ihre Bedürfnisse besser zu verstehen und zu befriedigen. Bei diesem Modell stellen Sie sich jedes Bedürfnis als einen Topf vor. Der Füllstand jedes Bedürfnistopfes zeigt an, wie gut dieses Bedürfnis erfüllt ist.

Menschen mit ADHS haben oft Schwierigkeiten, ihre Bedürfnisse zu erkennen und angemessen darauf zu reagieren. Das Bedürfnistopf-Konzept kann Ihnen helfen, Ihre Bedürfnisse bewusster wahrzunehmen und zu priorisieren. Wenn Sie sich Ihrer Bedürfnisse bewusst sind, können Sie gezielt Maßnahmen ergreifen, um Ihre Bedürfnisse zu befriedigen und Ihre Lebensqualität zu verbessern.

Das Konzept der Bedürfnistöpfe kann Ihnen auch helfen, Ihre Beziehungen und Ihr soziales Leben zu verbessern. ADHS-Symptome können oft dazu führen, dass Sie sich überfordert fühlen oder Schwierigkeiten haben, sich auf andere Menschen einzustellen. Wenn Sie Ihre eigenen Bedürfnisse kennen und verstehen, können Sie besser kommunizieren und andere um Hilfe bitten, wenn Sie sie brauchen.

Wenn Sie Ihre Bedürfnisse erfüllen und für sich selbst sorgen, sind Sie wahrscheinlich ausgeglichener und zufriedener. Dies kann sich positiv auf Ihre Beziehungen auswirken, da Sie mehr Energie und Ressourcen haben, um sich auf andere Menschen einzulassen und sich um deren Bedürfnisse zu kümmern.

Das Konzept der Bedürfnistöpfe kann außerdem dazu beitragen, Ihr Selbstwertgefühl zu stärken. Denn wenn Sie Ihre eigenen Bedürfnisse erkennen und sich um sie kümmern, zeigen Sie sich selbst Wertschätzung und Achtsamkeit. Dies kann Ihnen helfen, sich selbst besser zu akzeptieren und sich weniger von negativen sozialen Interaktionen beeinflussen zu lassen.

Hier ist eine praktische Anleitung, wie Sie das Konzept der Bedürfnistöpfe bei ADHS anwenden können:

Schritt 1: Bewusstwerden der eigenen Bedürfnisse

- Nehmen Sie sich regelmäßig Zeit, um über Ihre Bedürfnisse nachzudenken. Reflektieren Sie, was Ihnen wichtig ist und was Ihnen fehlt.
- Schreiben Sie Ihre Bedürfnisse auf und erstellen Sie eine Liste. Sie können dafür einen Notizblock, ein Tagebuch oder eine App verwenden.

Schritt 2: Erstellen Sie Ihre persönlichen Bedürfnistöpfe

- Stellen Sie sich jedes Bedürfnis als einen Topf vor. Benennen Sie jeden Topf mit einem Bedürfnis, das Sie haben (z. B. „Selbstfürsorge", „soziale Interaktion", „Entspannung", „körperliche Aktivität" usw.).
- Zeichnen Sie auf einem Blatt Papier oder in einer Tabelle mehrere Töpfe und beschriften Sie sie mit Ihren Bedürfnissen.

Schritt 3: Bewertung der Füllstände der Bedürfnistöpfe

- Betrachten Sie jeden Bedürfnistopf und überlegen Sie, wie gut dieses Bedürfnis aktuell erfüllt ist. Vergeben Sie jedem Topf einen Füllstand von 0 bis 10, wobei 0 bedeutet, dass das Bedürfnis überhaupt nicht erfüllt ist, und 10 bedeutet, dass das Bedürfnis vollständig erfüllt ist.
- Seien Sie ehrlich zu sich selbst und achten Sie darauf, wie Sie sich in Bezug auf jedes Bedürfnis fühlen.

Schritt 4: Priorisierung Ihrer Bedürfnisse

- Identifizieren Sie die Bedürfnistöpfe mit den niedrigsten Füllständen. Das sind die Bedürfnisse, die aktuell am wenigsten erfüllt sind und Ihnen möglicherweise Unbehagen bereiten.
- Priorisieren Sie diese Bedürfnisse, um diesen mehr Aufmerksamkeit und Ressourcen zukommen zu lassen.

Schritt 5: Entwicklung von Strategien zur Bedürfnisbefriedigung

- Überlegen Sie, welche Maßnahmen Sie ergreifen können, um die niedrig bewerteten Bedürfnisse zu befriedigen. Brainstormen Sie verschiedene Möglichkeiten und wählen Sie diejenigen aus, die für Sie realistisch und umsetzbar sind.
- Erstellen Sie einen Aktionsplan für jedes Bedürfnis, in dem Sie konkrete Schritte festlegen, um es zu befriedigen. Zum Beispiel können Sie festlegen, dass Sie regelmäßig Sport treiben, um Ihr Bedürfnis nach körperlicher Aktivität zu erfüllen.

Schritt 6: Umsetzung des Aktionsplans

- Beginnen Sie damit, Ihre Bedürfnisse zu befriedigen, indem Sie die Schritte aus Ihrem Aktionsplan umsetzen. Fangen Sie klein an und setzen Sie sich realistische Ziele.
- Seien Sie geduldig mit sich selbst und geben Sie sich Zeit, um Veränderungen zu sehen. Es kann eine Weile dauern, bis sich Ihre Bedürfnisse erfüllt anfühlen.

Schritt 7: Regelmäßige Überprüfung und Anpassung

- Überprüfen Sie regelmäßig den Füllstand Ihrer Bedürfnistöpfe und reflektieren Sie, ob sich Ihre Bedürfnisse verändert haben oder neue Bedürfnisse aufgetaucht sind.
- Passen Sie Ihren Aktionsplan bei Bedarf an und nehmen Sie Änderungen vor, um sicherzustellen, dass Sie kontinuierlich Ihre Bedürfnisse befriedigen.

Es ist wichtig, zu betonen, dass das Konzept der Bedürfnisse individuell ist und jeder Mensch andere Bedürfnisse hat. Was für Sie wichtig ist und wie Sie

Ihre Bedürfnisse befriedigen, kann sich von anderen unterscheiden. Es geht darum, die eigenen Bedürfnisse zu erkennen und Wege zu finden, sie zu befriedigen, um das eigene Wohlbefinden zu steigern und Beziehungen zu verbessern.

Grenzen kennenlernen & kommunizieren

Um souverän mit schwierigen Beziehungen umzugehen und Grenzen setzen zu können, brauchen Sie ein gutes Emotionsmanagement. Menschen mit ADHS neigen dazu, in Konfliktsituationen schnell die Schuld für ihre negativen Emotionen ihrem Gegenüber zuzuweisen. Obwohl Sie das vielleicht nicht wollen, passiert es leicht, dass Sie sich selbst Vorwürfe machen oder Ihrem Gegenüber negative Labels aufdrücken.

Diese unbewusste Reaktion führt jedoch nicht zu einer Lösung, sondern schafft nur eine Abwärtsspirale:

- Negative Gefühle wie Wut, Empörung oder Enttäuschung steigen stark an.
- Sie reagieren impulsiv und unterstellen Ihrem Gegenüber schlechte Motive, was sich entsprechend auf Ihr Verhalten auswirkt.
- Ein deeskalierender und zielführender Austausch wird erschwert, während hitzige Auseinandersetzungen, Rechtfertigungsschleifen oder Mauern umso wahrscheinlicher werden.

Indem Sie lernen, Grenzen kennenzulernen und zu kommunizieren, können Sie Ihre Beziehungen und Ihr soziales Leben verbessern. Hier sind einige Wege, wie das helfen kann:

- **Selbstreflexion:** Das Kennenlernen der eigenen Grenzen wird Ihnen helfen, Ihre Bedürfnisse und Vorlieben besser zu erkennen. Dies ermöglicht Ihnen, klarer zu kommunizieren und Ihre Bedürfnisse in Beziehungen auszudrücken.
- **Klare Kommunikation:** Wenn Sie Ihre Grenzen klar kommunizieren, geben Sie anderen Menschen die Möglichkeit, Ihre Bedürfnisse zu verstehen und respektieren zu können. Dadurch werden Missverständnisse reduziert und Konflikte vermieden.
- **Selbstbehauptung:** Wenn Sie Grenzen setzen, zeigen Sie anderen, dass Sie sich selbst wertschätzen und respektieren. Dies stärkt Ihr Selbstvertrauen und ermöglicht es Ihnen, Ihre Interessen und Bedürfnisse in Beziehungen angemessen zu vertreten.
- **Konfliktlösung:** Durch das Kennenlernen und Kommunizieren von Grenzen können Sie Konfliktsituationen besser managen. Sie können Ihre eigenen Grenzen schützen und gleichzeitig offen für Kompromisse sein, um eine für alle Beteiligten zufriedenstellende Lösung zu finden.

- **Beziehungsqualität:** Wenn Sie Ihre Grenzen klar kommunizieren und respektieren, fördern Sie eine gesunde und ausgewogene Beziehungsdynamik. Dadurch entstehen Beziehungen, die auf Vertrauen, Respekt und gegenseitigem Wachstum basieren.

Durch die bewusste Auseinandersetzung mit den eigenen Grenzen und das Lernen, diese zu kommunizieren, können Sie Ihren Umgang mit Gefühlen verbessern und eine solide Grundlage für gesunde Beziehungen und ein erfülltes soziales Leben schaffen. Es ist jedoch wichtig, anzumerken, dass jeder Mensch unterschiedliche Grenzen hat, und es ist entscheidend, diese individuellen Unterschiede zu respektieren und anzuerkennen.

Me-Time

Es ist zu beachten, dass ADHS häufig mit einer erhöhten Reizempfindlichkeit und mit Schwierigkeiten bei der Kontrolle der Aufmerksamkeit einhergeht. Dies kann dazu führen, dass Sie sich schnell überfordert fühlen und es Ihnen schwerfällt, sich auf soziale Interaktionen und zwischenmenschliche Beziehungen zu konzentrieren. Hier sind einige Möglichkeiten, wie Me-Time Ihnen bei ADHS helfen kann:

- **Aufladen der Energie:** Sie können schnell erschöpft sein, da Sie den ganzen Tag über mit vielen Reizen und Anforderungen konfrontiert sind. Durch regelmäßige Me-Time können Sie Ihre Energiereserven aufladen und Ihre mentale und emotionale Erschöpfung reduzieren.
- **Selbstreflexion und Selbstakzeptanz:** Me-Time ermöglicht es Ihnen, sich selbst besser kennenzulernen und sich mit Ihren eigenen Bedürfnissen und Herausforderungen auseinanderzusetzen. Dies kann zu einer größeren Selbstakzeptanz und einem positiven Selbstbild führen, was sich wiederum auf Ihre Beziehungen auswirken kann.
- **Stressbewältigung:** Me-Time bietet Ihnen die Möglichkeit, Stress abzubauen und sich zu entspannen. Durch die Reduzierung von Stresssymptomen wie Reizbarkeit, Impulsivität oder Hyperaktivität können Sie Ihre Beziehungen verbessern und Konflikte besser bewältigen.
- **Verbesserung der Selbstregulation:** Me-Time ermöglicht es Ihnen, Ihre Selbstregulationsfähigkeiten zu stärken. Indem Sie lernen, Ihre Zeit und Aktivitäten besser zu planen, Prioritäten zu setzen und Ihre Impulse zu kontrollieren, können Sie Ihr soziales Leben effektiver gestalten.

Hier sind einige Tipps und Strategien, wie Sie Me-Time in Ihren Alltag integrieren können:

- **Planen Sie bewusst Zeit für sich ein:** Setzen Sie sich regelmäßig Zeitfenster, in denen Sie bewusst Zeit für sich selbst reservieren. Es kann hilfreich sein, dies in Ihren täglichen oder wöchentlichen Zeitplan einzutragen, um sicherzustellen, dass Sie diese Zeit auch wirklich einhalten.
- **Identifizieren Sie Ihre Bedürfnisse:** Reflektieren Sie, welche Aktivitäten Ihnen Energie geben und Sie entspannen. Das kann von Person zu Person unterschiedlich sein. Einige mögen es, alleine in der Natur spazieren zu gehen, andere bevorzugen vielleicht das Lesen eines Buches oder das Hören von Musik. Finden Sie heraus, was für Sie funktioniert und was Ihnen Freude bereitet.
- **Setzen Sie klare Grenzen:** Kommunizieren Sie offen mit Ihren Lieben über Ihre Bedürfnisse nach Me-Time. Erklären Sie ihnen, dass es wichtig für Sie ist, diese Zeit für sich selbst zu haben, um aufzuladen und Ihre Selbstregulation zu verbessern. Klare Kommunikation und das Setzen von Grenzen können dazu beitragen, dass Ihre Me-Time respektiert wird.
- **Nutzen Sie Techniken zur Stressbewältigung:** Experimentieren Sie mit verschiedenen Stressbewältigungstechniken wie Atemübungen, Meditation, Yoga oder progressiver Muskelentspannung. Finden Sie heraus, welche Methoden Ihnen am besten helfen, Stress abzubauen und sich zu entspannen.
- **Nutzen Sie Technologie zur Unterstützung:** Es gibt viele Apps und Tools, die speziell für Menschen mit ADHS entwickelt wurden, um Ihnen bei der Organisation Ihres Alltags und der Verbesserung Ihrer Selbstregulation zu helfen. Suchen Sie nach Apps für Zeitmanagement, Erinnerungen oder Aufgabenplanung, die Ihnen helfen können, Ihre Me-Time effektiv einzuplanen.

Denken Sie daran, dass jeder Mensch individuelle Bedürfnisse hat, daher ist es wichtig, herauszufinden, welche Strategien und Aktivitäten für Sie persönlich am besten funktionieren. Seien Sie geduldig mit sich selbst und geben Sie sich die Zeit, um herauszufinden, was Ihnen hilft, sich zu erholen und Ihr soziales Leben zu verbessern.

Weg von den Problemen hin zur Fülle

„Vom Problem zur Fülle" ist ein Ansatz, der Ihnen helfen kann, wenn Sie ADHS haben und es Ihr Ziel ist, Ihre Beziehungen und Ihr soziales Leben zu verbessern. Mit diesem Ansatz lernen Sie, sich von den negativen Aspekten des Lebens zu lösen und sich auf positive und erfüllende Erfahrungen zu konzentrieren.

Menschen mit ADHS neigen oft dazu, sich auf Probleme, Herausforderungen und Misserfolge zu konzentrieren. Dies kann zu negativem Denken und einer Spirale von Selbstzweifeln und Unzufriedenheit führen. Der Ansatz „Von den Problemen zum Reichtum" bietet eine Alternative, denn er regt dazu an, die Perspektive zu wechseln und sich auf das Positive zu konzentrieren.

Eine Dankbarkeitsliste ist eine praktische Methode, um diesen Ansatz anzuwenden. Wenn Sie gemeinsam mit anderen eine Dankbarkeitsliste schreiben oder besprechen, konzentrieren Sie sich bewusst auf die Dinge, für die Sie dankbar sind. Das können kleine alltägliche Freuden, unterstützende Beziehungen, persönliche Erfolge oder andere positive Aspekte in Ihrem Leben sein. Das regelmäßige Schreiben oder Austauschen dieser Dankbarkeitsliste hilft Ihnen, sich auf das Positive zu konzentrieren und Ihre Aufmerksamkeit von den Problemen wegzulenken.

Indem Sie sich auf das Positive und Erfüllende konzentrieren, können Sie eine optimistischere und hoffnungsvollere Einstellung entwickeln. Dies kann sich wiederum positiv auf Ihre Beziehungen und Ihr soziales Leben auswirken. Menschen fühlen sich oft zu positiven und optimistischen Menschen hingezogen und Ihre Einstellung kann dazu beitragen, bessere zwischenmenschliche Beziehungen aufzubauen. Darüber hinaus kann eine positive Einstellung auch dazu führen, dass Sie mehr Energie und Motivation haben, sich sozial zu engagieren und neue Beziehungen zu knüpfen.

Beziehungs-Meetings

„Beziehungs-Meetings" sind strukturierte Treffen, die Ihnen durch eine klare Struktur helfen können, die Kommunikation und das Verständnis in zwischenmenschlichen Beziehungen zu verbessern.

> Definition Beziehungs-Meeting:
> Ein Beziehungs-Meeting ist ein Treffen zwischen zwei Personen an einem vereinbarten Ort zu einer bestimmten Zeit. Während des Meetings hat jede Person eine Redezeit von jeweils 5 Minuten, während der der andere Zuhörer aktiv zuhört und nichts sagt. Anschließend folgt eine Dialogphase, in der sich die beiden Partner austauschen können.

Die geplanten Gespräche sind ein wichtiger Bestandteil dieser Treffen. Durch die Festlegung einer bestimmten Zeit und eines bestimmten Ortes für das Treffen wird sichergestellt, dass sich beide Parteien darauf einstellen und vorbereiten können. Dies ist besonders hilfreich, da Sie aufgrund von ADHS oft Schwierigkeiten haben können, Ihre Zeit und Aufmerksamkeit effektiv zu organisieren. Die Vorhersehbarkeit und Struktur des Treffens kann Ihnen helfen, sich besser darauf einzustellen und Ihre Aufmerksamkeit zu fokussieren.

Die Regel, dass jede Person 5 Minuten Redezeit hat und die andere Person nur zuhören darf, kann Ihnen beim klareren und strukturierteren Ausdruck Ihrer Gedanken helfen. Menschen mit ADHS haben oft Schwierigkeiten, ihre

Gedanken zu ordnen und auf den Punkt zu bringen. Die begrenzte Redezeit gibt Ihnen die Möglichkeit, sich auf das Wesentliche zu konzentrieren und Ihre Botschaft effektiver zu vermitteln. Gleichzeitig zwingt sie Sie, Ihrem Gesprächspartner aktiv zuzuhören. Dies kann Ihre Fähigkeit verbessern, sich auf andere einzustellen und ihnen Aufmerksamkeit zu schenken.

Nach der Phase mit begrenzter Redezeit folgt die Dialogphase. In diesem Teil des Treffens können beide Personen frei miteinander sprechen und ihre Gedanken und Gefühle austauschen. Dieser Dialog ermöglicht es Ihnen, auf die Aussagen Ihres Gesprächspartners einzugehen, Fragen zu stellen und vertiefende Gespräche zu führen. Er bietet Ihnen die Möglichkeit, ein besseres Verständnis für die Bedürfnisse, Wünsche und Perspektiven des anderen zu entwickeln. Dies kann Ihre Beziehungen stärken, da es zu mehr Einfühlungsvermögen und Verständnis führt.

Achtung: Impulsive Entscheidungen und Verhaltensweisen

Bei ADHS können impulsive Entscheidungen und Verhaltensweisen für Sie eine Herausforderung darstellen. Es gibt jedoch Möglichkeiten, wie Ihnen das Bewusstsein für diese impulsiven Neigungen helfen kann, Ihre Beziehungen und Ihr soziales Leben zu verbessern. Hier ist eine Erklärung dazu:

- **„Rot sehen", auch bei kleineren Provokationen:** Wenn Sie sich bewusst machen, dass Sie leicht reizbar sind, können Sie lernen, Ihre Reaktionen zu kontrollieren. Das gibt Ihnen die Möglichkeit, in Situationen ruhig zu bleiben und nicht impulsiv auf Provokationen zu reagieren.
- **Handeln/Sprechen, ohne an die Folgen zu denken**: Die Fähigkeit, die Konsequenzen Ihrer Handlungen und Worte zu bedenken, kann Ihnen helfen, bevor Sie impulsiv handeln oder sprechen. Wenn Sie lernen, einen Moment innezuhalten und über die möglichen Folgen nachzudenken, können Sie vermeiden, später Dinge zu bereuen, die Sie gesagt oder getan haben.
- **Im Straßenverkehr – Überholen an unübersichtlichen Stellen, Drängeln, Rasen**: Durch das Bewusstsein für Ihre Impulsivität im Straßenverkehr können Sie lernen, Ihr Verhalten anzupassen. Sie können sich darauf konzentrieren, defensive Fahrtechniken zu entwickeln, sich an Verkehrsregeln zu halten und Ihre Wut oder den Drang zu riskanten Manövern zu kontrollieren. Das verbessert nicht nur Ihre Sicherheit, sondern auch das Verhältnis zu anderen Verkehrsteilnehmenden.
- **Beim Schlangestehen – Probleme, abzuwarten, bis Sie an der Reihe sind:** Hier ist Geduld gefragt. Wenn Sie sich bewusst machen, dass Sie dazu neigen, ungeduldig zu sein, können Sie lernen, sich zu entspannen und geduldig zu warten. Das kann zu einer angenehmeren Erfahrung führen und auch das Verhalten anderer Personen in der Schlange positiv beeinflussen.
- **Heftige Wutausbrüche, die anderen gegenüber mitunter verletzend sind:** Indem Sie sich Ihrer Wutausbrüche bewusstwerden, können Sie Strategien

entwickeln, um diese zu kontrollieren. Das kann beinhalten, frühzeitig Anzeichen von Wut zu erkennen, sich zu beruhigen, bevor die Situation eskaliert, und alternative Wege zu finden, um Ihre Gefühle auszudrücken. Dadurch können Sie verhindern, dass Sie anderen Menschen in Ihrem Umfeld Schaden zufügen.

- **Schnelles, häufiges Reden im Gespräch mit anderen/Beenden der Sätze der anderen:** Das Bewusstsein für diese Tendenz ermöglicht es Ihnen, aktiv zuzuhören und anderen die Möglichkeit zu geben, sich auszudrücken. Sie können lernen, das Redetempo zu verlangsamen, sich Zeit zu nehmen, über Ihre Antworten nachzudenken, und anderen Raum zu geben, ihre Gedanken auszudrücken. Dies fördert eine bessere Kommunikation und ermöglicht es Ihnen, Beziehungen aufzubauen und zu pflegen.
- **Spontane, unüberlegte Einkäufe mit hohen Ausgaben:** Hier kann die Sensibilisierung für impulsives Kaufverhalten helfen, um sich vor einem Kauf Zeit zum Nachdenken zu nehmen. Sie können Strategien wie das Erstellen von Einkaufslisten, das Festlegen von Budgets oder das Überdenken von großen Einkäufen anwenden. Dadurch vermeiden Sie möglicherweise impulsives Ausgeben und erhalten eine bessere Kontrolle über Ihre Finanzen.

Impulsive Entscheidungen und Verhaltensweisen können in Beziehungen zu Problemen führen. Wenn Sie sich Ihrer Neigungen bewusst sind, können Sie an der Kommunikation und Verständigung arbeiten. Das Einbeziehen Ihres Partners oder Ihrer Partnerin in den Prozess, gemeinsam Strategien zur Bewältigung von impulsivem Verhalten zu entwickeln, kann helfen. Offene Gespräche, Kompromisse und das Lernen, Verantwortung für Ihre Handlungen zu übernehmen, können zu einer gesünderen Beziehungsdynamik führen. Es ist wichtig, zu beachten, dass diese Tipps keine vollständige Lösung sind, sondern als Ausgangspunkt dienen, um mit impulsivem Verhalten umzugehen.

Umgang mit Aggression

Der Umgang mit Aggressionen kann für Sie besonders relevant sein, da Impulsivität und Reizbarkeit häufige Merkmale Ihrer Erkrankung sind. Wenn Sie lernen, Ihre Aggressionen zu kontrollieren und angemessen damit umzugehen, können Sie positive Veränderungen in Ihren Beziehungen und Ihrem sozialen Leben bewirken. Hier sind einige Möglichkeiten, wie Aggressionsmanagement Ihnen dabei helfen kann:

- **Aggression durch Impulsivität als Tabuthema:** Über Aggressivität und Impulsivität im Zusammenhang mit ADHS wird oft zu wenig gesprochen. Wenn Sie sich mit diesem Thema auseinandersetzen und offen darüber sprechen, können Sie das Tabu brechen und Unterstützung von anderen bekommen. Sie werden merken, dass sie nicht alleine sind und dass es wirksame Strategien gibt, um mit Aggressionen umzugehen.
- **Tief durchatmen:** Eine einfache, aber wirksame Methode, um Aggressionen in Momenten des Ärgers oder der Frustration zu kontrollieren, ist tiefes Atmen. Wenn Sie die Augen schließen, tief einatmen und langsam bis zehn zählen, können Sie Ihre Erregung und Impulsivität reduzieren. Das hilft Ihnen, einen klaren Kopf zu behalten und in schwierigen Situationen ruhiger zu reagieren.
- **Rausgehen:** Wenn Sie spüren, wie die Wut in Ihnen aufsteigt, hilft es, den Raum für ein paar Minuten zu verlassen. Entschuldigen Sie sich kurz bei den anderen und gehen Sie an einen ruhigen Ort, um zur Ruhe zu kommen. Eine kurze Auszeit kann Ihnen helfen, sich zu sammeln, Ihre Gedanken zu ordnen und die Intensität Ihrer Aggression abzubauen.
- **Stressball kneten:** Das Kneten eines Stressballs oder andere Handübungen können Ihnen ebenfalls helfen, Spannungen und Aggressionen abzubauen. Die Beschäftigung mit den Händen lenkt die Aufmerksamkeit vom Ärger ab und kann beruhigend wirken.
- **Kälteschock auslösen:** Ein weiterer Trick, der Ihnen helfen kann, Ihre Aggressionen zu unterdrücken, ist ein Kälteschock. Wenn Sie spüren, dass die Wut in Ihnen hochkocht, können Sie zum Beispiel kaltes Wasser über Ihre Handgelenke laufen lassen oder Ihr Gesicht mit kaltem Wasser waschen. Der plötzliche Kältereiz lenkt ab und kann helfen, die Aggression abzubauen.
- **Gedanken stoppen**: Gedankenkontrolle spielt eine wichtige Rolle bei Aggressionen. Lernen Sie, Ihre Gedanken anzuhalten und negative Denkmuster zu unterbrechen. Fragen Sie sich, ob Ihre Reaktion angemessen ist und ob es andere Möglichkeiten gibt, mit der Situation umzugehen. Durch die bewusste Auseinandersetzung mit Ihren Gedanken und die Förderung positiver Denkmuster können Sie Ihre Aggressionen besser kontrollieren.

Der Umgang mit Aggression ist ein Prozess, der Zeit und Übung erfordert. Indem Sie diese Strategien anwenden und möglicherweise weitere professionelle Unterstützung suchen, können Sie jedoch lernen, Ihre Aggressionen zu managen und Ihre Beziehungen sowie Ihr soziales Leben zu verbessern.

Kommunikation

Neurodivergente Menschen können aufgrund ihrer spezifischen Denk- und Verarbeitungsweisen Schwierigkeiten in der Kommunikation haben. Ihr Gehirn verarbeitet Informationen möglicherweise anders als bei neurotypischen Menschen, was zu Missverständnissen oder Unklarheiten führen kann. Zusätzlich können soziale und emotionale Faktoren eine Rolle spielen, die die Kommunikation erschweren.

Außerdem können neurodivergente Menschen dazu neigen, schnell zu sprechen, da ihre Gedanken schneller ablaufen, als sie sie verbal ausdrücken können. Dadurch können sie wichtige Informationen übersehen oder verwirrende, unvollständige Sätze bilden. Einige neurodivergente Menschen haben Schwierigkeiten, ihre Gedanken und Ideen in angemessener Weise zu filtern und auszudrücken. Dies kann zu impulsiven Reaktionen oder unglücklich formulierten Aussagen führen. In diesem Kapitel werden verschiedene Tools und Strategien behandelt, die neurodivergenten Menschen helfen können, ihre Kommunikation zu verbessern.

Mentale Wiederholung

Die mentale Wiederholung ist eine Technik, bei der Sie das Gesagte in Ihrem Kopf wiederholen, um es besser zu verarbeiten und zu verstehen. Nachfolgend finden Sie die Schritte, die bei der Anwendung der mentalen Wiederholung hilfreich sein können:

- **Aktives Zuhören:** Konzentrieren Sie sich darauf, was Ihr Gesprächspartner sagt, und versuchen Sie, seine Worte bewusst aufzunehmen. Vermeiden Sie Ablenkungen und geben Sie Ihrem Gegenüber Ihre volle Aufmerksamkeit (hierzu im nachfolgenden Kapitel mehr).
- **Interne Wiederholung:** Während Ihr Gesprächspartner spricht, wiederholen Sie das Gesagte in Gedanken. Versuchen Sie, die Worte genauso zu wiederholen, wie sie ausgesprochen wurden.
- **Paraphrasieren:** Nachdem Ihr Gesprächspartner seinen Gedanken oder sein Anliegen ausgedrückt hat, nehmen Sie sich einen Moment Zeit, um das Gehörte zu paraphrasieren. Verwenden Sie Ihre eigenen Worte, um das Gesagte zusammenzufassen und sicherzustellen, dass Sie es richtig verstanden haben.
- **Emotionale Resonanz:** Versuchen Sie, sich in die Gefühle und die Perspektive Ihres Gesprächspartners hineinzuversetzen. Durch Einfühlungsvermögen können Sie eine tiefere Verbindung herstellen und die Kommunikation verbessern.
- **Reaktion:** Nachdem Sie das Gesagte wiederholt und paraphrasiert haben, können Sie angemessen darauf reagieren. Sie können Fragen stellen, um Klarheit zu erlangen, oder Ihre eigenen Gedanken und Meinungen teilen.

Die mentale Wiederholung ermöglicht es Ihnen, das Gesagte besser zu verarbeiten und eine angemessene Antwort zu formulieren. Sie gibt Ihnen auch die Möglichkeit, sich selbst zu überprüfen und sicherzustellen, dass Sie das Gespräch aufmerksam verfolgen.

Sie sollten beachten, dass die mentale Wiederholung Zeit und Übung erfordert. Am Anfang kann es für Sie schwierig sein, sich zu konzentrieren und das Gesagte im Kopf zu wiederholen. Aber mit regelmäßiger Anwendung können Sie Ihre Fähigkeit zur mentalen Wiederholung verbessern und Ihre Kommunikationsfähigkeiten stärken.

Aktives Zuhören

Zur Erinnerung: Aktives Zuhören kann Ihnen helfen, Ihre Kommunikation zu verbessern. Dabei geht es um den Aufbau von Blickkontakt, die Nutzung von Gestik und Mimik sowie die mentale Wiederholung.

- **Blickkontakt aufbauen:** Wenn Sie mit jemandem sprechen, kann das Herstellen von Blickkontakt ein starkes Signal senden, dass Sie sich auf die Person konzentrieren und ihr zuhören. Menschen mit ADHS können Schwierigkeiten haben, ihre Aufmerksamkeit aufrechtzuerhalten, und Blickkontakt kann ihnen bei der Konzentration und der Minimierung ablenkender Gedanken oder Reize helfen. Durch den bewussten Blickkontakt zeigen Sie Ihrem Gesprächspartner auch, dass Sie wirklich an dem interessiert sind, was er oder sie sagt.
- **Gestik und Mimik nutzen:** Die Verwendung von Gestik und Mimik kann eine effektive Möglichkeit sein, Ihre Aufmerksamkeit und Ihr Interesse zu zeigen, während Sie zuhören. Durch angemessene Gestik und Mimik können Sie nonverbale Signale senden, die Ihre Bereitschaft zur Kommunikation und Ihr Verständnis für den Gesprächspartner verdeutlichen. Es hilft auch dabei, Ihre eigenen Emotionen auszudrücken und zu zeigen, dass Sie auf einer emotionalen Ebene mit dem Gesagten verbunden sind.
- **Mentale Wiederholung:** Wie im Kapitel zuvor genauer erläutert, ist die mentale Wiederholung eine Technik des aktiven Zuhörens und besteht darin, das Gehörte mental zu wiederholen, um sicherzustellen, dass Sie es richtig verstanden haben. Dies kann besonders hilfreich sein, wenn Sie Schwierigkeiten haben, konzentriert zu bleiben oder Informationen aufzunehmen. Die Wiederholung des Gehörten im Kopf hilft Ihnen, Ihre Gedanken zu ordnen und sicherzustellen, dass Sie den Inhalt richtig verstanden haben. Außerdem zeigt es Ihrem Gesprächspartner, dass Sie aktiv zuhören und daran interessiert sind, das Gesagte zu verstehen.

Zusammenfassend kann aktives Zuhören Ihnen im Zusammenhang mit ADHS helfen, Ihre Kommunikationsfähigkeiten zu verbessern. Durch den Aufbau von Blickkontakt, die Nutzung von Gestik und Mimik sowie die Anwendung der mentalen Wiederholungstechnik können Sie Ihre Kommunikation effektiver gestalten und eine bessere Verbindung zu Ihrem Gesprächspartner herstellen.

Lösungsorientierter Dialog

Definition: lösungsorientierter Dialog
Ein lösungsorientierter Dialog ist ein kommunikativer Ansatz, der darauf abzielt, konstruktive Lösungen für Probleme oder Herausforderungen zu finden. Im Gegensatz zu einer problemorientierten Herangehensweise, bei der der Fokus auf der Analyse und Beschreibung des Problems liegt, konzentriert sich der lösungsorientierte Dialog darauf, gemeinsam mit anderen Personen nach praktikablen Lösungen zu suchen.

Ein lösungsorientierter Dialog kann Ihnen helfen, Ihre Kommunikation zu verbessern und den Umgang mit ADHS-Symptomen zu erleichtern. Durch die Anwendung dieses Ansatzes können Sie innere Leitfragen entwickeln, die Ihnen bei der Suche nach konstruktiven Lösungen für unterschiedliche Situationen helfen.

Die Frage „Wie können wir die Situation so gestalten, dass alle davon profitieren?" öffnet den Raum für kreative Lösungen und fördert eine positive Herangehensweise. Diese Frage lenkt den Blick weg von Problemen oder Schwierigkeiten hin zu Möglichkeiten und Vorteilen für alle Beteiligten.

ADHS kann manchmal zu Kommunikationsschwierigkeiten führen, sei es durch Impulsivität, Unaufmerksamkeit oder überreizte Reizverarbeitung. Durch einen lösungsorientierten Dialog können Sie jedoch die Art und Weise, wie Sie Ihre Bedürfnisse und Anliegen mit anderen teilen, verbessern.

Ein wichtiger Aspekt dabei ist, sich bewusst auf positive Lösungen zu konzentrieren, anstatt sich auf die Schwierigkeiten zu fixieren. Indem Sie nach Wegen suchen, wie alle Beteiligten von einer bestimmten Situation profitieren können, schaffen Sie Raum für Kooperation und Zusammenarbeit.

Der lösungsorientierte Dialog ermöglicht es Ihnen, Ihre innere Haltung zu verändern und die Herausforderungen, die ADHS mit sich bringt, als Chance zur Verbesserung zu sehen. Anstatt sich von Rückschlägen entmutigen zu lassen, können Sie proaktiv nach Lösungen suchen und diese in Ihre Kommunikation integrieren.

Beispiel:
Person A: „Ich habe das Gefühl, dass ich in meiner Arbeit feststecke und nicht vorankomme. Ich bin frustriert."
Person B: „Das ist verständlich. Lass uns jedoch darüber sprechen, was du bereits erreicht hast und wie du deine Situation verbessern könntest. Was waren in der Vergangenheit Momente, in denen du das Gefühl hattest, erfolgreich zu sein?"
Person A: „Nun, es gab Zeiten, in denen ich Projekte erfolgreich abgeschlossen und positive Rückmeldungen erhalten habe. Ich habe auch gute Beziehungen zu einigen meiner Kollegen aufgebaut."
Person B: „Das klingt nach wichtigen Erfolgen. Lass uns weiterdenken. Wie könntest du diese Erfolge nutzen, um deine derzeitige Situation zu verbessern?"
Person A: „Ich denke, ich könnte meine erfolgreichen Projekte als Referenzen verwenden und mich für anspruchsvollere Aufgaben bewerben. Ich könnte auch meine guten Beziehungen nutzen, um nach Mentoring-Möglichkeiten zu fragen."
Person B: „Das sind großartige Ideen! Welche Schritte könntest du als Nächstes unternehmen, um diese Möglichkeiten zu nutzen?"
Person A: „Ich werde meinen Lebenslauf aktualisieren und mich intern nach neuen Projekten umhören. Außerdem werde ich meine Kollegen ansprechen und nach ihrer Unterstützung und Beratung fragen."
Person B: „Das klingt nach einem soliden Plan. Halte mich auf dem Laufenden, wie es läuft, und zögere nicht, Unterstützung zu suchen, wenn du sie brauchst. Du hast bereits Erfolge erzielt und ich bin zuversichtlich, dass du deine Situation verbessern kannst."

In diesem Beispiel liegt der Fokus des Dialogs auf den Erfolgen und Ressourcen der Person A sowie darauf, wie diese genutzt werden können, um die aktuelle Herausforderung anzugehen. Durch gezielte Fragen und positive Bestärkung wird die Person A ermutigt, Lösungsansätze zu entwickeln und konkrete Schritte in Richtung ihrer Ziele zu unternehmen.

Darüber hinaus ermöglicht der lösungsorientierte Dialog eine offene und wertschätzende Kommunikation. Fragen Sie nach den Bedürfnissen und Perspektiven der anderen, um besser auf sie eingehen und gemeinsam positive Lösungen finden zu können. Dies trägt zu einem konstruktiven Austausch bei und fördert das gegenseitige Verständnis.

Ein lösungsorientierter Dialog kann Ihnen helfen, Ihre Kommunikationsfähigkeiten zu verbessern, da er Ihren Fokus auf positive Lösungen und gemeinsame Vorteile lenkt. Durch die Schaffung eines kooperativen Rahmens können Sie die Herausforderungen von ADHS bewältigen und Ihre Beziehungen zu anderen Menschen stärken.

Klare und direkte Kommunikation

Eine klare und direkte Kommunikation kann Ihnen als neurodivergente Person mit ADHS helfen, Ihre Kommunikationsfähigkeiten zu verbessern und potenzielle Verwirrung zu reduzieren. Neurodivergente Menschen haben oft die Fähigkeit, kooperativ zu sein, aber ihre Art, zu kommunizieren, kann manchmal unklar sein. Wenn Sie sich auf eine klare und direkte Kommunikation konzentrieren, können Sie folgende Vorteile erzielen:

- **Vermeidung von Missverständnissen:** Klare und direkte Kommunikation hilft dabei, Missverständnisse zu minimieren. Durch eine klare und präzise Formulierung Ihrer Botschaften können Sie sicherstellen, dass Ihre Absichten und Bedürfnisse richtig verstanden werden.
- **Reduzierung von Verwirrung:** Wenn Sie unklar kommunizieren, kann dies zu Verwirrung bei Ihren Gesprächspartnern führen. Durch eine klare und direkte Kommunikation können Sie Hindernisse abbauen und sicherstellen, dass Ihre Nachrichten effektiv übermittelt werden.
- **Verbesserte Zusammenarbeit:** Da Sie bereits eine kooperative Natur haben, kann die Verwendung einer klaren und direkten Kommunikation Ihre Fähigkeit verbessern, effektiv mit anderen zusammenzuarbeiten. Indem Sie Ihre Gedanken und Ideen klar ausdrücken, können Sie leichter in Teamprojekten und zwischenmenschlichen Beziehungen arbeiten.
- **Steigerung des Selbstvertrauens:** Eine klare und direkte Kommunikation erlaubt es Ihnen, Ihre Gedanken und Meinungen selbstbewusst auszudrücken. Wenn Sie klar kommunizieren, können Sie sich sicherer fühlen und sich besser in verschiedenen Situationen behaupten.

Um eine klare und direkte Kommunikation zu üben, können Sie verschiedene Techniken anwenden. Zum Beispiel können Sie

- Ihre Botschaften vor dem Gespräch organisieren und überlegen, was Sie genau sagen möchten;
- sich auf das Wesentliche konzentrieren und unnötige Details vermeiden;
- Verständnisfragen stellen, um sicherzustellen, dass Sie und Ihr Gesprächspartner auf derselben Seite sind;
- aktiv zuhören, d. h., die Aufmerksamkeit auf den Gesprächspartner richten und angemessen reagieren.

Die bewusste Konzentration auf klare und direkte Kommunikation und die Entwicklung dieser Fähigkeiten werden Ihnen helfen, Ihre Kommunikation zu verbessern und effektiver mit anderen zu interagieren.

Visuelle Hilfsmittel

Visuelle Hilfsmittel können Sie dabei unterstützen, Ihre Kommunikation zu verbessern und in verschiedenen Situationen, einschließlich schwieriger Gespräche, effektiver zu sein. Hier sind einige Tipps und Tricks, wie sie Ihnen helfen können:

- **Organisatorische Hilfsmittel:** ADHS kann es schwierig machen, sich auf eine Sache zu konzentrieren und Informationen zu behalten. Visuelle Hilfsmittel wie Kalender, Notizbücher oder digitale Tools ermöglichen es Ihnen, Ihre Gedanken und Termine visuell zu erfassen und zu organisieren. Sie können Aufgabenlisten, Erinnerungen und Zeitpläne erstellen, um Ihre Gespräche besser zu strukturieren und wichtige Informationen im Blick zu behalten.
- **Visuelle Reize:** ADHS kann die Aufmerksamkeitsspanne verringern. Durch die Verwendung visueller Reize in Gesprächen können Sie Ihre Aufmerksamkeit aufrechterhalten und sich besser auf das Gesagte konzentrieren. Zum Beispiel können Sie Notizen machen, um wichtige Punkte festzuhalten, oder Sie können Grafiken, Diagramme oder Bilder verwenden, um komplexe Informationen zu veranschaulichen. Dies hilft Ihnen, den Überblick zu behalten und das Gespräch zu unterstützen.
- **Visuelle Gesten und Körperhaltung:** Die Verwendung von visuellen Gesten und einer offenen Körperhaltung kann Ihnen dabei helfen, Ihre Kommunikation zu verbessern. Indem Sie Ihre Hände oder Arme verwenden, um etwas zu verdeutlichen, können Sie Ihre Aussagen unterstützen und das Verständnis erleichtern. Eine offene Körperhaltung signalisiert Ihrem Gesprächspartner, dass Sie aufmerksam sind und bereit sind, zuzuhören.
- **Visualisierungstechniken:** Visualisierungstechniken können Ihnen dabei behilflich sein, Ihre Gedanken zu ordnen und Ihre Kommunikation klarer zu gestalten. Sie können beispielsweise vor einem schwierigen Gespräch visuell darstellen, wie Sie Ihre Argumente präsentieren möchten. Durch das mentale Üben und Visualisieren können Sie sich besser auf das Gespräch vorbereiten und Ihre Botschaft effektiver vermitteln.
- **Verwendung von Medien:** Visuelle Hilfsmittel umfassen auch den Einsatz von Medien wie Präsentationen, Videos oder visuellen Materialien, um Ihre Kommunikation zu unterstützen. Wenn Sie zum Beispiel eine Präsentation erstellen, können Sie wichtige Punkte hervorheben, Bilder verwenden und die Informationen strukturiert präsentieren. Dies hilft Ihnen, Ihre Gedanken zu ordnen und Ihre Botschaft klarer zu vermitteln.

Die Verwendung von visuellen Hilfsmitteln kann Ihnen helfen, Ihre Kommunikation zu verbessern, insbesondere wenn Sie an ADHS leiden. Sie ermöglichen es Ihnen, Informationen zu organisieren, Aufmerksamkeit zu halten, komplexe Konzepte zu veranschaulichen und Ihre Botschaft klarer zu vermitteln. Durch die Integration dieser Hilfsmittel in Ihre Gespräche können Sie effektiver kommunizieren und schwierige Gespräche bewältigen.

Wiederholung von Schlüsselpunkten

Definition: Schlüsselpunkte
Schlüsselpunkte sind spezifische Themen, Ideen oder Informationen, die als besonders wichtig, aussagekräftig oder entscheidend erachtet werden. Sie repräsentieren die zentralen Aspekte, um die sich ein Gespräch dreht oder die es vorantreiben. Schlüsselpunkte helfen dabei, den Fokus und die Richtung eines Gesprächs zu lenken, und dienen als Ankerpunkte für die Diskussion.

Wenn Sie ADHS haben, kann Ihnen das Wiederholen von Schlüsselpunkten helfen, Ihre Kommunikation zu verbessern und das Gespräch fruchtbarer zu machen. Wenn Sie sich die Zeit nehmen, die wichtigsten Punkte eines Gesprächs zu erfassen und sich diese gedanklich noch einmal zu vergegenwärtigen, können Sie Ihre Aufmerksamkeit auf das Wesentliche lenken und sicherstellen, dass Ihnen keine wichtigen Informationen entgehen.

ADHS kann dazu führen, dass Sie Schwierigkeiten haben, sich über längere Zeiträume zu konzentrieren oder Informationen effektiv zu verarbeiten. Durch die Wiederholung der wichtigsten Punkte können Sie die Informationen, die Ihnen während des Gesprächs präsentiert werden, besser verarbeiten und aufnehmen. Durch das Wiederholen der Schlüsselpunkte verankern Sie diese in Ihrem Gedächtnis und behalten sie sich besser.

Darüber hinaus hat das Wiederholen von Stichpunkten den Vorteil, dass auch Ihr Gesprächspartner davon profitiert. Durch das Wiederholen signalisieren Sie Ihrem Gesprächspartner, dass Sie aktiv zuhören und die Informationen verstehen wollen. Dies zeigt Respekt und Interesse am Gespräch und erleichtert eine effektive Kommunikation.

Die Wiederholung von Schlüsselpunkten kann ebenfalls dazu beitragen, Missverständnisse zu vermeiden und die Klarheit der Kommunikation zu verbessern. Die Wiederholung der zentralen Aspekte eines Gesprächs gibt Ihnen die Möglichkeit, mögliche Unklarheiten oder Fehlinterpretationen frühzeitig zu erkennen und zu klären. Dadurch wird das Gespräch insgesamt fruchtbarer, da beide Seiten ein besseres Verständnis füreinander entwickeln können.

Das Wiederholen von Schlüsselpunkten kann Ihnen als Person mit ADHS helfen, Ihre Kommunikation zu verbessern. Indem Sie Ihre Aufmerksamkeit auf die wichtigen Punkte lenken und diese mental wiederholen, fördern Sie Ihre Konzentrationsfähigkeit und stellen sicher, dass Sie die wesentlichen Informationen erfassen. Gleichzeitig signalisieren Sie Ihrem Gesprächspartner Ihr Interesse und verbessern die Klarheit der Kommunikation, was zu einem insgesamt fruchtbareren Austausch führt.

Berufsleben

Pünktlichkeit: Der Endgegner im ADHS-Game

Für Sie als neurodivergente Person kann Zeit eine unvorhersehbare Variable sein. ADHS kann dazu führen, dass die Wahrnehmung von Zeit anders ist und die Fähigkeit, sich auf bestimmte Aufgaben oder Termine zu konzentrieren, beeinträchtigt wird. Dies kann zu Herausforderungen bei der Pünktlichkeit führen.

Warum Zeit für neurodivergente Menschen oft eine unberechenbare Variable ist:

- **Zeitwahrnehmung:** Menschen mit ADHS haben oft Schwierigkeiten, die Zeit richtig einzuschätzen. Minuten können sich anfühlen wie Stunden und Stunden können im Nu vergehen. Dies führt dazu, dass sie Schwierigkeiten haben, sich rechtzeitig auf Termine oder Verpflichtungen vorzubereiten.
- **Aufmerksamkeitsprobleme**: Die Schwierigkeiten, die Aufmerksamkeit über einen längeren Zeitraum aufrechtzuerhalten, können dazu führen, dass neurodivergente Personen leicht abgelenkt werden. Dadurch kann es passieren, dass sie die Zeit aus den Augen verlieren und nicht rechtzeitig an einem bestimmten Ort erscheinen.
- **Impulsivität**: Impulsivität ist ein weiteres Merkmal von ADHS. Neurodivergente Personen können von Impulsen und spontanen Handlungen überwältigt werden, was zu einer Vernachlässigung der Zeit führen kann. Sie könnten sich in Aktivitäten vertiefen, die ihre Aufmerksamkeit fesseln, und sich dadurch bei wichtigen Terminen oder Verpflichtungen verspäten.

Tipps und Strategien für ein besseres Zeitempfinden im Alltag:

- **Verwendung von Erinnerungen:** Nutzen Sie Technologien wie Alarme auf Ihrem Smartphone oder spezielle Erinnerungs-Apps, um sich an bevorstehende Termine erinnern zu lassen. Sie können auch physische Erinnerungen wie Haftnotizen oder Timer verwenden, um sich an wichtige Aufgaben oder Ereignisse zu erinnern.
- **Struktur und Planung:** Schaffen Sie eine strukturierte Umgebung und erstellen Sie einen Tagesplan. Durch die Aufteilung der Zeit in verschiedene Aktivitäten und das Festlegen von Zeitblöcken für bestimmte Aufgaben können Sie Ihre Zeit besser verwalten und Pünktlichkeit fördern.
- **Prioritäten setzen:** Identifizieren Sie die wichtigsten Aufgaben und Termine und konzentrieren Sie sich auf diese. Durch die Fokussierung auf das Wesentliche können Sie Ablenkungen minimieren und sicherstellen, dass Sie die wichtigsten Verpflichtungen rechtzeitig erledigen.

Um ein besseres Zeitgefühl zu bekommen, ist es auch ratsam, Routinen zu entwickeln:

✓ **Regelmäßige Schlafenszeiten:** Eine gute Schlafroutine kann Ihnen dabei helfen, morgens leichter aus dem Bett zu kommen und den Tag besser zu planen.

✓ **Vorplanung von Aktivitäten:** Planen Sie im Voraus und setzen Sie sich klare Ziele für den Tag. Durch die Festlegung konkreter Ziele können Sie Ihre Zeit besser organisieren und Ihre Aufgaben effizienter erledigen.

✓ **Belohnungssystem:** Erstellen Sie ein Belohnungssystem für die Einhaltung von Zeitplänen und Pünktlichkeit. Belohnungen können motivierend wirken und Ihnen helfen, sich an Ihre Pläne zu halten.

Indem Sie sich bewusst mit den Herausforderungen der Pünktlichkeit auseinandersetzen und Strategien entwickeln, um mit ihnen umzugehen, können Sie Ihre Zeit besser managen und Ihre Pünktlichkeit verbessern. Es ist wichtig, dass Sie sich selbst mitfühlend behandeln und sich auf Ihre Stärken konzentrieren, während Sie nach Lösungen suchen, um Ihre Zeit effektiver zu nutzen.

Hypersensibilität & Empathie als Stolperstein

Hypersensibilität (auch: Hochsensibilität (HSP)) und Empathie können Ihnen als Person mit ADHS helfen, Ihr Berufsleben zu verbessern, obwohl sie auch als Stolperstein empfunden werden können. Es besteht ein Zusammenhang zwischen Hochsensibilität und Neurodivergenz, da beide Merkmale häufig bei Menschen mit ADHS auftreten.

Definition: Hochsensibilität
Unter **Hochsensibilität** versteht man eine erhöhte Empfindlichkeit gegenüber Sinnesreizen wie Geräuschen, Licht oder Berührungen. Das bedeutet, dass man stärker auf diese Reize reagiert und sich leichter ablenken lässt.

Dies kann im beruflichen Umfeld problematisch sein, da es schwierig sein kann, sich auf eine Aufgabe zu konzentrieren, wenn man von äußeren Reizen überflutet wird.

Definition: Empathie
Empathie hingegen ist die Fähigkeit, sich in die Gefühle und Erfahrungen anderer Menschen hineinzuversetzen. Als empathische Person können Sie die Gefühle und Bedürfnisse Ihrer Kollegen besser verstehen. Dies kann dazu führen, dass Sie gut zwischenmenschliche Beziehungen aufbauen können.

Dies kann von Vorteil sein, um ein gutes Arbeitsklima zu schaffen und effektiv im Team zu arbeiten.

Hochsensibilität und Empathie können aber auch zu Problemen führen. Eine erhöhte Reizempfindlichkeit kann zu Reizüberflutung führen, die wiederum die Konzentration beeinträchtigen kann. Außerdem kann eine hohe Empathie dazu führen, dass Sie die Gefühle anderer so stark in sich aufnehmen, dass es Ihnen schwerfällt, Ihre eigenen Bedürfnisse und Grenzen zu erkennen und durchzusetzen.

Um diese Herausforderungen zu meistern, gibt es einige Tipps und Tricks, die Ihnen helfen können.

- **Selbstfürsorge**: Nehmen Sie sich regelmäßig Zeit für Entspannung und Erholung. Identifizieren Sie Aktivitäten oder Strategien, die Ihnen helfen, zur Ruhe zu kommen und Stress abzubauen, z. B. Meditation, Sport oder kreative Hobbys.
- **Selbstreflexion**: Lernen Sie Ihre eigenen Grenzen und Bedürfnisse besser kennen. Achten Sie darauf, Ihre Energie zu managen und Pausen einzulegen, wenn Sie überstimuliert sind. Setzen Sie klare Grenzen und lernen Sie, „Nein" zu sagen, wenn es nötig ist.
- **Kommunikation**: Teilen Sie Ihren Vorgesetzten und Kollegen mit, dass Hochsensibilität und Empathie Teil Ihrer Persönlichkeit sind. Erklären Sie, wie sich diese Eigenschaften auf Ihre Arbeitsweise auswirken und wie Ihr Umfeld Sie dabei unterstützen kann, Ihr volles Potenzial zu entfalten.
- **Passen Sie Ihre Arbeitsumgebung an**: Versuchen Sie, Ihr Arbeitsumfeld so zu gestalten, dass es Sie anregt, aber nicht überfordert. Das kann bedeuten, einen ruhigen Arbeitsplatz zu finden, Lärm zu reduzieren oder Kopfhörer zu benutzen, um sich abzuschirmen.
- **Stärken nutzen**: Nutzen Sie Ihre hochsensible Wahrnehmung und Ihre empathischen Fähigkeiten als Stärken in Ihrem Berufsleben. Sie sind gut darin, feine Details zu bemerken, subtile Veränderungen zu erkennen und die Bedürfnisse anderer Menschen zu verstehen. Nutzen Sie diese Fähigkeiten, um Ihre Leistung zu verbessern und Ihre Kolleginnen und Kollegen zu unterstützen.

Durch die Kombination von Hypersensibilität und Empathie mit ADHS können Sie einzigartige Perspektiven und Fähigkeiten in Ihr Berufsleben einbringen. Indem Sie Strategien zur Selbstfürsorge entwickeln und Ihre Arbeitsumgebung anpassen, können Sie Ihre Produktivität steigern und gleichzeitig ein gesundes Gleichgewicht zwischen Ihren eigenen Bedürfnissen und denen anderer finden.

Struktur im Job

Struktur am Arbeitsplatz kann Ihnen als Person mit ADHS helfen, Ihr Berufsleben zu verbessern, da sie Ihnen ein stabileres und produktiveres Arbeitsumfeld bietet. Im Folgenden finden Sie einige Möglichkeiten, wie Struktur Ihnen dabei helfen kann:

- **Struktur im eigenen Tagesablauf:** Eine klare und gut organisierte Routine kann Ihnen helfen, den Fokus auf Ihren Aufgaben zu halten und Ihre Produktivität zu steigern. Planen Sie regelmäßige Arbeitszeiten und Pausen ein, um Ihre Energie zu erhalten. Erstellen Sie To-do-Listen oder verwenden Sie digitale Tools, um Ihre Aufgaben zu verfolgen und Prioritäten zu setzen. Wenn Sie Ihren Tag strukturieren, schaffen Sie die Grundlage für Effizienz und können die Anforderungen Ihrer Arbeit besser bewältigen.
- **Struktur in Meetings und Workflows:** Meetings können für Menschen mit ADHS besonders herausfordernd sein, da sie oft längere Konzentration erfordern. Es kann hilfreich sein, vorab eine klare Agenda festzulegen und sich aktiv daran zu beteiligen, um den Fokus aufrechtzuerhalten. Notieren Sie sich wichtige Punkte und Aufgaben, um sicherzustellen, dass nichts vergessen wird. Darüber hinaus kann es hilfreich sein, Ihre Arbeitsabläufe zu strukturieren, zum Beispiel dadurch, dass Sie bestimmte Zeitblöcke für verschiedene Arten von Aufgaben reservieren. Dies hilft Ihnen, den Überblick zu behalten und sich auf eine Sache zu konzentrieren.
- **Reizarme Arbeitsumgebung gestalten:** Eine überreizte Arbeitsumgebung kann Menschen mit ADHS stark beeinträchtigen. Versuchen Sie daher, Ihre Arbeitsumgebung möglichst reizarm zu gestalten. Reduzieren Sie visuelle und akustische Ablenkungen, z. B. durch die Wahl eines ruhigen Arbeitsplatzes oder die Verwendung von geräuschreduzierenden Kopfhörern. Halten Sie Ihren Arbeitsbereich ordentlich und aufgeräumt, um visuellen Stress zu minimieren. Vermeiden Sie auch übermäßige Reizstoffe wie laute Musik oder unordentliche Hintergrundbilder auf Ihrem Computerbildschirm.

Wenn Sie Ihre Arbeit strukturieren, können Sie Ihre Arbeitsleistung verbessern und besser mit den Herausforderungen von ADHS umgehen. Struktur kann Ihnen helfen, konzentriert zu bleiben, Aufgaben effizienter zu erledigen und Ihre Zeit besser einzuteilen. Darüber hinaus kann eine störungsarme Arbeitsumgebung Ihre Konzentration fördern und die Wahrscheinlichkeit von Ablenkungen verringern. Wenn Sie diese Ansätze in Ihrem Arbeitsleben anwenden, können Sie Ihre Effizienz steigern und ein gesünderes Arbeitsumfeld schaffen. Denken Sie daran, dass jeder Mensch individuelle Bedürfnisse hat und es hilfreich sein kann, verschiedene Strategien auszuprobieren, um herauszufinden, welche für Sie am besten funktionieren.

Bewährte Ordnungssysteme

Bewährte Ablagesysteme können Ihnen helfen, Ihr Arbeitsleben zu verbessern. Diese Systeme sind besonders effektiv, wenn sie Technologie, haptische Ordnungssysteme wie Arbeitsplatzgestaltung und Prioritätsfächer umfassen.

Technologien spielen eine wichtige Rolle bei der Bewältigung von Herausforderungen im Zusammenhang mit ADHS. Es gibt viele Apps, Softwares und digitale Tools, die Ihnen bei der Organisation Ihrer Zeit, der Verwaltung von Terminen und der Verfolgung von Aufgaben helfen können. Zum Beispiel können Sie Erinnerungs-Apps verwenden, um wichtige Termine und Aufgaben festzulegen und Benachrichtigungen zu erhalten. Eine To-do-Liste auf Ihrem Smartphone oder Computer kann Ihnen dabei behilflich sein, den Überblick über anstehende Aufgaben zu behalten und Prioritäten zu setzen.

Haptische Ablagesysteme beziehen sich auf die physische Organisation Ihres Arbeitsplatzes. Wenn Sie unter ADHS leiden, kann es hilfreich sein, Ihren Arbeitsplatz aufgeräumt und strukturiert zu halten. Ordnen Sie Ihre Arbeitsmaterialien in klar definierten Bereichen und verwenden Sie Ablagesysteme, um zu verhindern, dass wichtige Unterlagen verloren gehen oder in Unordnung geraten. Indem Sie Ihren Arbeitsplatz an Ihre individuellen Bedürfnisse anpassen, können Sie eine Umgebung schaffen, die Ihre Konzentration und Produktivität fördert.

Ein weiteres nützliches Ordnungssystem für Menschen mit ADHS sind **Prioritätsfächer**. Diese Fächer oder Ordner ermöglichen es Ihnen, Aufgaben nach ihrer Dringlichkeit oder Wichtigkeit zu organisieren. Sie können beispielsweise verschiedene Fächer für laufende Projekte, anstehende Aufgaben und erledigte Aufgaben anlegen. Durch diese klare Trennung können Sie Ihre Aufgaben besser priorisieren und sich auf die Bereiche konzentrieren, die Ihre unmittelbare Aufmerksamkeit erfordern. Dies kann Ihnen helfen, effizienter zu arbeiten und Ihre Zeit besser zu nutzen.

Im Allgemeinen können erprobte Organisationssysteme, wie z. B. Technologien, haptische Ordnungssysteme und Prioritätsfächer, Sie bei der Verbesserung Ihres Arbeitslebens unterstützen. Diese Systeme bieten Struktur, Organisation und Unterstützung bei der Bewältigung von Aufgaben und Terminen. Wenn Sie diese Ordnungssysteme in Ihr Arbeitsleben integrieren, können Sie Ihre Produktivität steigern, Stress reduzieren und eine bessere Work-Life-Balance erreichen.

Umgang mit sozialen Spannungen

Der Umgang mit sozialen Spannungen kann Ihnen helfen, Ihre ADHS-Symptome in den Griff zu bekommen und Ihr Arbeitsleben zu verbessern. Wenn Sie lernen, weniger anfällig für negative Spannungen zu werden, können Sie Ihre allgemeine Stressbelastung verringern und eine stabilere emotionale Gesundheit aufrechterhalten.

Um weniger anfällig für negative Spannungen zu werden, ist es wichtig, die eigenen Gefühle und Reaktionen zu erkennen und zu regulieren. Als Person mit ADHS kann es Ihnen schwerfallen, Ihre Impulse zu kontrollieren oder impulsives Verhalten zu vermeiden. Durch die Entwicklung von Selbstbeobachtung und Achtsamkeit können Sie jedoch lernen, Ihre emotionalen Reaktionen zu erkennen, bevor sie zu impulsiven Handlungen führen. Dies kann Ihnen helfen, ruhiger zu bleiben und der Situation angemessen zu reagieren, anstatt sich in Konflikte oder Spannungen hineinziehen zu lassen.

Darüber hinaus ist es wichtig, mit anderen Menschen in einen positiven Kontakt zu treten und sich nicht in „Dramen" oder Klatsch zu verstricken. Soziale Interaktionen können für Menschen mit ADHS eine Herausforderung darstellen, da sie Schwierigkeiten haben können, die Aufmerksamkeit zu behalten oder impulsives Sprechen zu vermeiden. Wenn Sie sich bewusst darauf konzentrieren, aktiv zuzuhören und sich auf das Gespräch einzulassen, können Sie effektiver kommunizieren und Missverständnisse oder Konflikte reduzieren. Versuchen Sie, ein offenes und respektvolles Gesprächsklima zu schaffen, und zeigen Sie Interesse und Wertschätzung für die Perspektiven der anderen.

Der Umgang mit sozialen Spannungen kann auch dazu beitragen, gute Arbeitsbeziehungen aufzubauen, die Ihren Arbeitsplatz positiv und motivierend gestalten. Durch eine kooperative und unterstützende Haltung gegenüber Ihren Kolleginnen und Kollegen können Sie ein harmonisches Arbeitsumfeld schaffen. Zeigen Sie Interesse an den Belangen und Erfahrungen anderer und suchen Sie nach Möglichkeiten, Zusammenarbeit und Teamwork zu fördern. Durch den Aufbau positiver Beziehungen können Sie das Vertrauen und die Unterstützung Ihrer Kollegen gewinnen, was sich auf Ihre Arbeitsmotivation und Ihren Erfolg auswirken kann.

Insgesamt kann Ihnen der Umgang mit sozialen Spannungen helfen, besser mit Ihren ADHS-Symptomen umzugehen und Ihr Berufsleben zu verbessern. Indem Sie lernen, weniger anfällig für negative Spannungen zu sein, positive Kontakte mit anderen zu knüpfen und wertvolle Arbeitsbeziehungen aufzubauen, können Sie ein positiveres und motivierenderes Arbeitsumfeld schaffen, das Ihre berufliche Entwicklung unterstützt.

FINANZEN

ADHS-typische Stolpersteine

Als Person mit ADHS können Sie auf verschiedene typische Stolpersteine im Umgang mit Finanzen stoßen. Diese Herausforderungen können sich in Form von ungeplanter Verschuldung, Schwierigkeiten, Geld „nicht behalten zu können", und geringer finanzieller Sicherheit manifestieren.

- **Ungeplante Verschuldung:** Menschen mit ADHS neigen dazu, impulsiver zu handeln, und haben oft Schwierigkeiten, ihre Impulse zu kontrollieren. Dies kann zu impulsiven Kaufentscheidungen führen, bei denen die langfristigen finanziellen Auswirkungen nicht ausreichend berücksichtigt werden. Sie könnten Dinge kaufen, die sie eigentlich nicht brauchen, oder sich übermäßige Ausgaben leisten, ohne die Konsequenzen in Betracht zu ziehen. Dieses Verhalten kann zu einer Verschuldung führen, die dann schwer zu bewältigen ist.
- **Geld „nicht behalten können":** Menschen mit ADHS können Schwierigkeiten haben, ihre Finanzen effektiv zu verwalten. Sie können Probleme haben, den Überblick über ihre Einnahmen und Ausgaben zu behalten und ihre Finanzen zu organisieren. Dies kann dazu führen, dass Rechnungen nicht rechtzeitig bezahlt werden oder dass wichtige Zahlungen vergessen werden. Das wiederum kann zu zusätzlichen Kosten durch Mahngebühren oder Zinsen führen. Das Gefühl, dass das Geld immer wieder durch die Finger rinnt, kann frustrierend sein und zu finanzieller Instabilität führen.
- **Wenig finanzielle Sicherheit**: Die Unfähigkeit, Geld effektiv zu verwalten und finanzielle Verpflichtungen zu erfüllen, kann zu einem Mangel an finanzieller Sicherheit führen. Menschen mit ADHS könnten Schwierigkeiten haben, ein finanzielles Polster aufzubauen oder für unvorhergesehene Ausgaben vorzusorgen. Der Mangel an finanzieller Sicherheit kann zu Stress und Unsicherheit führen, da Sie möglicherweise nicht in der Lage sind, unerwarteten finanziellen Belastungen standzuhalten oder langfristige finanzielle Ziele zu erreichen.

Es muss darauf hingewiesen werden, dass diese Stolpersteine nicht auf alle Menschen mit ADHS zutreffen. Jeder Mensch ist einzigartig und kann unterschiedliche Erfahrungen und Schwierigkeiten haben. Es gibt jedoch Strategien und Techniken, die Ihnen helfen können, Ihre Finanzen besser zu managen. Dazu gehört die Erstellung eines Budgets, die Verwendung von Automatisierung für regelmäßige Zahlungen, das Setzen von finanziellen Zielen und die regelmäßige Überprüfung Ihrer finanziellen Situation. Es kann auch hilfreich sein, Unterstützung von Finanzexperten oder Therapeuten zu suchen, die Erfahrung im Umgang mit ADHS-bezogenen Herausforderungen haben.

Den Überblick behalten

Als Person mit ADHS kann es eine Herausforderung sein, den Überblick über verschiedene Aspekte des Lebens zu behalten, einschließlich der Finanzen. Dennoch kann die Fähigkeit, den Überblick zu behalten, Ihnen dabei helfen, Ihre Finanzen besser im Griff zu haben und das oberste Ziel zu erreichen, nämlich Klarheit und Transparenz zu schaffen. Hier sind einige konkrete Tipps und Tools, die Ihnen dabei helfen können:

- **Erstellen Sie einen Finanzplan:** Ein strukturierter Finanzplan ist äußerst hilfreich, um den Überblick zu behalten. Nehmen Sie sich Zeit, um Ihre Einnahmen, Ausgaben, Schulden und Sparziele zu analysieren. Dokumentieren Sie diese Informationen und halten Sie sie regelmäßig aktualisiert.
- **Verwenden Sie Budget-Tools**: Es gibt viele digitale Tools und Apps, die speziell für die Verwaltung des Budgets entwickelt wurden. Diese Tools können Ihnen dabei behilflich sein, Ihre Ausgaben zu kategorisieren, Budgets festzulegen und Benachrichtigungen zu erhalten, wenn Sie bestimmte Grenzen überschreiten. Dadurch wird es einfacher, den Überblick zu behalten und Ihre finanziellen Ziele im Auge zu behalten.
- **Automatisieren Sie Ihre Finanzen:** ADHS kann dazu führen, dass manchmal wichtige Aufgaben vergessen werden. Eine Möglichkeit, diesem Problem entgegenzuwirken, besteht darin, Ihre Finanzen zu automatisieren. Richten Sie automatische Zahlungen für Rechnungen und Schulden ein, um sicherzustellen, dass Sie keine Fristen verpassen. Automatisierte Sparpläne können Ihnen helfen, regelmäßig Geld beiseitezulegen, ohne daran denken zu müssen.
- **Reduzieren Sie die Informationsflut:** ADHS kann es schwierig machen, sich auf wichtige Informationen zu konzentrieren und irrelevante Informationen auszublenden. Um den Überblick zu behalten, ist es wichtig, die Informationsflut zu reduzieren. Vermeiden Sie übermäßige Werbung, abonnieren Sie nur relevante E-Mail-Newsletter und nutzen Sie Filter, um wichtige Finanzinformationen herauszufiltern.
- **Setzen Sie sich klare Ziele:** Klare Ziele zu haben, kann Ihnen dabei helfen, den Überblick über Ihre Finanzen zu behalten. Definieren Sie Ihre kurzfristigen und langfristigen finanziellen Ziele und halten Sie diese schriftlich fest. Dies wird Ihnen helfen, auf Kurs zu bleiben und motiviert zu bleiben, Ihre Finanzen im Griff zu haben.

Den Überblick über die eigenen Finanzen zu behalten, erfordert ein gewisses Maß an Struktur, Organisation und Konsequenz. Wenn Sie jedoch die folgenden Tipps und Hilfsmittel anwenden, können Sie Ihre finanzielle Situation besser kontrollieren und für mehr Klarheit und Transparenz sorgen. Dies kann Ihnen bei der Verwirklichung Ihrer finanziellen Ziele und der erfolgreichen Verwaltung Ihrer Finanzen nützlich sein.

Erstellen von Budgets

Das Erstellen von Budgets kann Ihnen als Person mit ADHS helfen, Ihre Finanzen besser im Griff zu haben und Ihr finanzielles Wohlbefinden zu verbessern. Nachfolgend finden Sie zwei Ansätze, die Ihnen dabei helfen können:

Haptische Techniken: Eine Möglichkeit, Ihre Finanzen zu organisieren und den Überblick zu behalten, besteht darin, haptische Techniken wie Briefumschläge zu verwenden. Sie können physische Umschläge oder Behälter verwenden, um Ihr Geld in verschiedene Kategorien aufzuteilen, wie zum Beispiel Lebensmittel, Miete, Transport und Freizeitaktivitäten. Indem Sie das Geld in verschiedene Umschläge aufteilen, können Sie visuell sehen, wie viel Geld Sie für jede Kategorie zur Verfügung haben. Dies kann Ihnen helfen, Ihre Ausgaben besser zu kontrollieren und sicherzustellen, dass Sie nicht über Ihr Budget hinausgehen.

Allerdings gibt es auch einen potenziellen Nachteil bei dieser Methode, und zwar das mögliche Chaos, das entstehen kann. Da Personen mit ADHS oft Schwierigkeiten haben, ihre Gegenstände und ihren Raum zu organisieren, besteht die Gefahr, dass die Briefumschläge oder Behälter verloren gehen oder durcheinandergeraten. Es ist wichtig, diszipliniert zu sein und sich selbst daran zu erinnern, die Umschläge regelmäßig zu überprüfen und zu aktualisieren, um Unordnung zu vermeiden.

Online-Banking: Eine andere Methode, die sich für Personen mit ADHS als nützlich erweisen kann, ist die Verwendung von Online-Banking und verschiedenen Konten für verschiedene Zwecke. Viele Banken bieten die Möglichkeit, mehrere Konten zu eröffnen, die Sie für bestimmte Ausgabenkategorien verwenden können. Zum Beispiel könnten Sie ein Konto für monatliche Rechnungen wie Miete und Strom erstellen, ein separates Konto für Lebensmittel und ein weiteres für Freizeitaktivitäten.

Mit Online-Banking haben Sie jederzeit Zugriff auf Ihre Konten und können den aktuellen Kontostand und die Ausgabenverteilung leicht überprüfen. Dies kann Ihnen dabei helfen, einen klaren Überblick über Ihre Finanzen zu behalten und sicherzustellen, dass Sie genügend Geld für wichtige Ausgaben haben. Sie können auch automatische Zahlungen einrichten, um sicherzustellen, dass Ihre monatlichen Rechnungen rechtzeitig bezahlt werden.

Durch die Verwendung verschiedener Konten für unterschiedliche Zwecke können Sie auch die Versuchung minimieren, Geld aus bestimmten Kategorien für andere Zwecke auszugeben. Es schafft eine klare Trennung zwischen verschiedenen Ausgabenbereichen und ermöglicht Ihnen, Ihr Budget effektiver zu verwalten.

Es ist jedoch zu beachten, dass jeder Mensch anders ist und dass verschiedene Methoden des Finanzmanagements besser funktionieren können als andere. Es kann hilfreich sein, verschiedene Methoden auszuprobieren und herauszufinden, welche für Sie und Ihre ADHS-Symptomatik am besten geeignet ist.

Visuelle Darstellungen

Visuelle Darstellungen können Menschen mit ADHS dabei helfen, ihre Finanzen besser im Griff zu haben, indem sie eine übersichtliche und strukturierte Methode bieten, um Geld zu verwalten. Hier sind einige Möglichkeiten, wie sie Ihnen helfen können:

- **Money-Tools:** Visuelle Darstellungen wie Diagramme, Tabellen oder Budget-Apps sind effektive Money-Tools, die Ihnen helfen können, Ihre Einnahmen und Ausgaben zu visualisieren. Diese Tools ermöglichen es Ihnen, Ihre finanzielle Situation auf einen Blick und wichtige Informationen leicht zu erfassen. Anstatt sich durch unübersichtliche Listen oder komplizierte Zahlenkolonnen zu kämpfen, können Sie die Informationen schnell erfassen und Entscheidungen treffen.
- **Verschiedene Konten:** Wenn es um die Verwaltung von Finanzen geht, kann es hilfreich sein, verschiedene Konten zu haben, um bestimmte Ausgabenkategorien oder Sparziele zu trennen. Visuelle Darstellungen, wie beispielsweise farbige Balken oder Grafiken, können helfen, den Überblick über Ihre verschiedenen Konten zu behalten. Jedes Konto kann eine spezifische Farbe oder ein Symbol haben, das leicht erkennbar ist. Dies ermöglicht es Ihnen, schnell zu sehen, wie viel Geld in jedem Konto vorhanden ist und wie es auf verschiedene Zwecke aufgeteilt ist.
- **Budgetierung**: Menschen mit ADHS haben oft Schwierigkeiten, ein strukturiertes Budget einzuhalten. Visuelle Darstellungen können hilfreich sein, um ein Budget besser zu verstehen und einzuhalten. Ein visuelles Budget kann als Diagramm oder als Tabelle dargestellt werden und zeigt Ihnen, wie viel Geld Sie für verschiedene Ausgabenkategorien zugewiesen haben. Durch die visuelle Darstellung können Sie leichter erkennen, ob Sie Ihr Budget einhalten oder überschreiten. Sie können die Informationen schnell verarbeiten und Anpassungen vornehmen, wenn nötig.
- **Erinnerungen und Fristen:** Visuelle Darstellungen können auch verwendet werden, um Erinnerungen und Fristen für finanzielle Verpflichtungen zu visualisieren. Zum Beispiel können Sie Farbmarkierungen oder Symbole verwenden, um wichtige Termine, wie Zahlungstermine oder Fälligkeiten von Rechnungen, hervorzuheben. Dadurch können Sie sich besser organisieren und vermeiden, dass Sie wichtige Zahlungen oder Fristen übersehen.

Kurz gesagt: Visuelle Darstellungen können Ihnen helfen, Ihre Finanzen besser zu verwalten, denn sie bieten eine klare und strukturierte Methode, um Ihr Geld im Auge zu behalten und Budgets sowie wichtige Fristen einzuhalten. Diese visuellen Hilfsmittel ermöglichen Ihnen, Informationen schnell zu verarbeiten und effektive Entscheidungen zu treffen, was zu einer besseren finanziellen Kontrolle führen kann.

Pay yourself first

Definition: Pay yourself first
„Pay yourself first" ist ein Finanzkonzept, das auch Menschen mit ADHS helfen kann, ihre Finanzen besser im Griff zu haben. Es bezieht sich darauf, dass Sie zuerst Geld für Ihre eigenen Bedürfnisse und Sparziele zurücklegen, bevor Sie es für andere Ausgaben verwenden.

Hier sind einige Möglichkeiten, wie dieses Konzept Ihnen helfen kann, Ihre Finanzen zu verbessern:

Dauerauftrag für Sparraten zu Beginn des Monats: Ein Dauerauftrag ist eine großartige Methode, um das Konzept des „Pay yourself first" umzusetzen. Sie können eine automatische Überweisung einrichten, bei der ein bestimmter Betrag zu Beginn des Monats von Ihrem Girokonto auf ein separates Sparkonto überwiesen wird. Wenn Sie dies am Anfang des Monats tun, stellen Sie sicher, dass das Geld für Ihre Sparziele gesichert ist, bevor Sie es für andere Ausgaben ausgeben. Dies hilft Ihnen, eine Gewohnheit des Sparens zu entwickeln und das Risiko zu reduzieren, dass Sie das Geld impulsiv ausgeben.

Tipps & Tricks, um es durchzuziehen: Um das Konzept des „Pay yourself first" konsequent umzusetzen, können Sie verschiedene Tipps und Tricks anwenden:

- **Automatisierung:** Automatisieren Sie Ihre Finanzabläufe, indem Sie Daueraufträge einrichten. Dies verringert die Wahrscheinlichkeit, dass Sie vergessen, Geld beiseitezulegen, und erhöht die Chancen, dass Sie Ihre Sparziele erreichen.
- **Budgetierung**: Erstellen Sie ein monatliches Budget, das Ihre Einnahmen und Ausgaben berücksichtigt. Identifizieren Sie dabei einen bestimmten Prozentsatz oder einen festen Betrag, den Sie für sich selbst sparen möchten. Durch die Einbeziehung dieser Sparziele in Ihr Budget werden sie zu einer Priorität.

- **Visualisierung**: Halten Sie Ihre Sparziele sichtbar, beispielsweise durch das Aufhängen eines Bildes oder einer Beschreibung Ihres Ziels an einem Ort, den Sie regelmäßig sehen. Dies kann Ihnen bei der Motivation behilflich sein und Ihnen das Gefühl geben, dass Sie sich selbst bezahlen, wenn Sie Geld auf die Seite legen.
- **Belohnungen**: Planen Sie kleine Belohnungen für sich selbst, wenn Sie Ihre Sparziele erreichen. Dies kann Ihnen helfen, die Motivation aufrechtzuerhalten und das Sparverhalten positiv zu verstärken.
- **Unterstützungssystem**: Teilen Sie Ihre Sparziele und den Plan, „Pay yourself first" umzusetzen, mit einer vertrauenswürdigen Person, wie einem Familienmitglied oder einem Freund. Sie können Ihnen bei der Verantwortlichkeit helfen und Sie ermutigen, Ihre Ziele zu erreichen.

Wenn Sie das Konzept „Pay yourself first" anwenden und die folgenden Tipps und Tricks beachten, können Sie Ihre Finanzen besser unter Kontrolle halten. Dieses System ermöglicht es Ihnen, eine gesunde Gewohnheit des Sparens zu entwickeln und finanzielle Ziele zu erreichen, während Sie gleichzeitig Ihre impulsiven Ausgaben besser im Griff haben. Es gibt Ihnen eine gewisse Struktur und Organisation, die Ihnen dabei helfen kann, sich auf Ihre Finanzen zu konzentrieren und positive finanzielle Entscheidungen zu treffen.

Vermeidung von Impulskäufen

Wenn Sie an ADHS leiden, kann die Vermeidung von Impulskäufen Ihnen helfen, Ihre Finanzen besser im Griff zu haben.

Definition: Impulskäufe
Impulskäufe sind oft spontane Einkäufe, die nicht unbedingt notwendig sind und oft auf impulsiven Entscheidungen basieren. Diese Entscheidungen können dazu führen, dass Sie Geld für Dinge ausgeben, die Sie später bereuen oder die sich als unnötig erweisen.

Ein Problem, das ADHS-Betroffene oft haben, ist die Schwierigkeit, Impulse zu kontrollieren und impulsive Handlungen zu vermeiden. Impulskäufe sind ein Beispiel dafür, wie ADHS Ihr Verhalten beeinflussen kann und sich auf Ihre Finanzen auswirken kann.

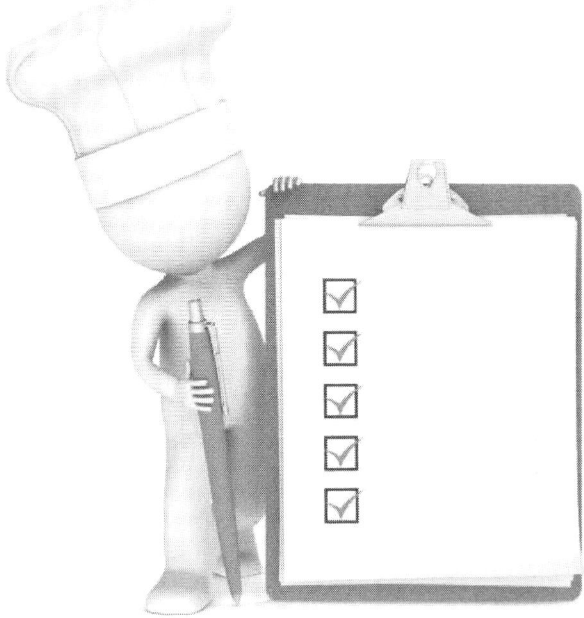

Es gibt jedoch einige Tricks und Strategien, die Ihnen helfen können, Impulskäufe zu vermeiden und Ihre Finanzen besser zu kontrollieren:

- **Wöchentliche Nahrungsmittel einkaufen:** Indem Sie einen wöchentlichen Einkaufsplan erstellen und nur einmal pro Woche einkaufen gehen, reduzieren Sie die Wahrscheinlichkeit von spontanen Einkäufen. Durch das Festlegen einer klaren Liste mit den benötigten Lebensmitteln können Sie Ihre Ausgaben besser planen und impulsiven Entscheidungen entgegenwirken.
- **Unnötige Dinge erst einmal grundsätzlich nicht kaufen:** Wenn Sie den Drang verspüren, etwas zu kaufen, das Sie nicht wirklich brauchen, geben Sie sich selbst eine Bedenkzeit. Legen Sie beispielsweise ein Limit von 3 Tagen oder 1 Woche fest, bevor Sie den Gegenstand tatsächlich kaufen. Während dieser Zeit können Sie darüber nachdenken, ob Sie den Gegenstand immer noch wirklich wollen oder ob es nur ein impulsiver Wunsch war.
- **Hinterfragen Sie das Bedürfnis hinter Ihrem Wunsch:** Oft steckt hinter dem Verlangen nach einem bestimmten Gegenstand ein tieferes Bedürfnis. Fragen Sie sich, welche emotionale oder praktische Rolle der Gegenstand in Ihrem Leben spielen soll. Gibt es andere Möglichkeiten, dieses Bedürfnis zu erfüllen, ohne den spezifischen Gegenstand zu kaufen? Vielleicht können Sie alternative Wege finden, um Ihre Bedürfnisse zu befriedigen, ohne impulsiv zu konsumieren.

Diese Tricks sollen Ihnen helfen, bewusster mit Ihren Einkäufen umzugehen und Impulskäufe zu reduzieren. Wenn Sie sich Zeit nehmen, um Ihre Entscheidungen zu überdenken und Ihre wöchentlichen Einkäufe zu planen, können Sie besser kontrollieren, wie Sie Ihr Geld ausgeben. Dies ermöglicht Ihnen, Ihre Finanzen effektiver zu verwalten und langfristig finanzielle Ziele zu erreichen, ohne sich von Impulskäufen beeinflussen zu lassen.

Kreditkartenschulden

Wenn Sie ADHS haben, können Kreditkartenschulden Ihre Finanzen besonders stark belasten. Nachfolgend finden Sie einige Gründe, warum Kreditkartenschulden teuer und problematisch sein können:

- **Hohe Zinsen:** Kreditkartenschulden ziehen in der Regel hohe Zinssätze nach sich. Diese Zinsen können schnell anwachsen und Ihre Schuldenlast erheblich erhöhen. Da Menschen mit ADHS oft Schwierigkeiten haben, ihre Ausgaben im Griff zu behalten, und impulsiven Handlungen ausgesetzt sind, können sie dazu neigen, ihre Kreditkarten übermäßig zu nutzen und somit hohe Schulden anzuhäufen.
- **Mindestzahlungen:** Kreditkarten erlauben es Ihnen, nur den Mindestbetrag Ihrer monatlichen Abrechnung zu zahlen. Wenn Sie jedoch nur die Mindestzahlung leisten, werden Sie weiterhin Zinsen auf den ausstehenden Betrag zahlen. Dies kann dazu führen, dass Sie Ihre Schulden über einen langen Zeitraum hinweg nicht vollständig tilgen und letztendlich noch mehr Geld ausgeben.
- **Impulskäufe und Ausgabekontrolle:** Menschen mit ADHS haben oft Schwierigkeiten, impulsive Kaufentscheidungen zu kontrollieren. Das Vorhandensein einer Kreditkarte kann diese Impulskäufe begünstigen und zu unüberlegten Ausgaben führen. Dies kann zu einer erhöhten Verschuldung führen und Ihre finanzielle Situation erheblich belasten.

Hier sind einige Dos und Don'ts im Umgang mit Kreditkarten, die Ihnen helfen können, Ihre Finanzen besser zu verwalten:

Dos:

- Überprüfen Sie regelmäßig Ihre Kreditkartenabrechnungen, um sicherzustellen, dass alle Transaktionen korrekt sind und Sie ein klares Bild Ihrer Ausgaben haben.
- Setzen Sie ein Budget und halten Sie sich daran. Legen Sie fest, wie viel Sie monatlich mit Ihrer Kreditkarte ausgeben können, und versuchen Sie, innerhalb dieser Grenzen zu bleiben.
- Bezahlen Sie Ihre Kreditkartenrechnungen immer rechtzeitig und versuchen Sie, den vollen Betrag zu begleichen, um Zinsen zu vermeiden.

Don'ts:

- Nutzen Sie Ihre Kreditkarte nicht als zusätzliche Einnahmequelle. Vermeiden Sie es, Ausgaben zu tätigen, die Sie sich nicht leisten können, nur weil Sie eine Kreditkarte haben.
- Nehmen Sie keine Bargeldvorschüsse von Ihrer Kreditkarte, da diese in der Regel mit hohen Gebühren und Zinsen verbunden sind.
- Verwenden Sie nicht mehrere Kreditkarten gleichzeitig, um Ihre Ausgaben zu finanzieren. Dies kann dazu führen, dass Sie den Überblick verlieren und Ihre Schulden schneller anwachsen.

Es ist auch wichtig, einen Rückzahlungsplan für Ihre Kreditkartenschulden zu erstellen. Dabei können Sie folgende Schritte beachten:

- **Sammeln Sie Informationen:** Erfassen Sie alle Ihre Kreditkartenschulden, einschließlich der ausstehenden Beträge und der jeweiligen Zinssätze.
- **Priorisieren Sie die Rückzahlung:** Ordnen Sie Ihre Schulden nach Zinssätzen. Konzentrieren Sie sich darauf, zuerst die Schulden mit den höchsten Zinssätzen abzuzahlen, während Sie die Mindestzahlungen für die anderen Schulden leisten.
- **Reduzieren Sie Ausgaben:** Versuchen Sie, Ihre Ausgaben zu minimieren, um zusätzliches Geld für die Rückzahlung Ihrer Schulden freizusetzen. Erwägen Sie, unnötige Ausgaben zu kürzen oder zu streichen.
- **Zusätzliche Einkommensquellen:** Untersuchen Sie die Möglichkeit, zusätzliches Einkommen zu generieren, um Ihre Schulden schneller abzuzahlen. Dies könnte bedeuten, zusätzliche Arbeit zu leisten oder nach alternativen Einkommensquellen zu suchen.
- **Bleiben Sie konsequent**: Halten Sie sich an Ihren Rückzahlungsplan und zahlen Sie regelmäßig. Seien Sie geduldig, da die Tilgung von Schulden Zeit benötigt, aber bleiben Sie konsequent und diszipliniert.

Das Verständnis der Kosten und Probleme von Kreditkartenschulden und die Erstellung eines effektiven Rückzahlungsplans können Ihre finanzielle Situation verbessern und langfristig zu einer stabileren finanziellen Gesundheit führen.

Intelligentes Schuldenmanagement

Intelligentes Schuldenmanagement kann Ihnen als Person mit ADHS dabei helfen, Ihre Finanzen besser im Griff zu haben, indem es verschiedene Aspekte Ihres Finanzverhaltens berücksichtigt und optimiert. Hier sind einige Möglichkeiten, wie es Ihnen helfen kann:

- **Anknüpfen an Konsumschulden wie Kreditkarten usw.:** Intelligentes Schuldenmanagement kann Ihnen dabei helfen, Ihre Konsumschulden zu verwalten, insbesondere solche, die mit Kreditkarten verbunden sind. Durch die Verwendung von Budgetierungstools und Finanzplanung können Sie Ihre Ausgaben besser im Blick behalten und sicherstellen, dass Sie nicht über Ihre finanziellen Möglichkeiten hinausgehen. Diese Tools können Ihnen bei der Festlegung von Ausgabenkategorien und Ausgabenlimits nützlich sein und Sie über Ihre finanzielle Situation auf dem Laufenden halten.
- **Allgemeine Finanztipps:** Intelligentes Schuldenmanagement bietet auch allgemeine Finanztipps, die Ihnen dabei helfen können, Ihre finanzielle Situation zu verbessern. Es kann Ihnen beispielsweise dabei helfen, ein besseres Verständnis für Ihre Einnahmen und Ausgaben zu entwickeln, Ausgaben zu priorisieren, Sparziele zu setzen und einen Notfallfonds aufzubauen. Diese Tipps können Ihnen helfen, Ihre finanziellen Ziele zu erreichen und gleichzeitig die Kontrolle über Ihre Schulden zu behalten.
- **Kredite mit hoher Zinsrate:** Manchmal kann es sinnvoll sein, einen Kredit aufzunehmen, um einen anderen abzuzahlen, insbesondere wenn der neue Kredit eine niedrigere Zinsrate hat als der alte. Intelligentes Schuldenmanagement kann Ihnen dabei helfen, diese Option zu erkennen und zu bewerten. Durch die Analyse Ihrer Schulden und Zinssätze kann es Ihnen dabei helfen, festzustellen, ob ein Umschuldungskredit oder eine Kreditkonsolidierung, also die Zusammenfassung von mehreren Krediten zu einem, für Sie vorteilhaft sein kann. Auf diese Weise können Sie Ihre Schulden effizienter verwalten und möglicherweise Zinszahlungen reduzieren.

Ein intelligentes Schuldenmanagement kann Ihnen helfen, Ihre Finanzen besser in den Griff zu bekommen, da es Ihnen Instrumente und Ressourcen an die Hand gibt. Durch die Integration von Budgetierung, Finanzplanung und Schuldenanalyse können Sie sich ein klareres Bild von Ihrer finanziellen Situation machen und geeignete Maßnahmen ergreifen, um Ihre Schulden zu verwalten. Es kann Ihnen auch helfen, Disziplin und Organisation in Ihre Finanzen zu bringen, was besonders für Menschen mit ADHS von Vorteil sein kann.

ALLTAGSSTRATEGIEN

Die besten ADHS-Gadgets

Im Zusammenhang mit ADHS gibt es einige Alltagsgadgets, die Ihnen dabei helfen können, den Alltag besser zu organisieren, die Konzentration zu verbessern und den Stress zu reduzieren.

1. Timer: Also Küchentimer / Eieruhren / Zeithilfen

Timer wie Küchentimer oder Eieruhren können eine große Hilfe im Alltag sein. Birgit Boeckhoff, eine erfahrene ADHS-Coachin und Trainerin, empfiehlt diese Hilfsmittel als nützlichen Tipp. Sie rät, mehrere Küchentimer in verschiedenen Räumen aufzustellen. Die Timer sollten klein, handlich, leicht zu bedienen, magnetisch und preiswert sein.

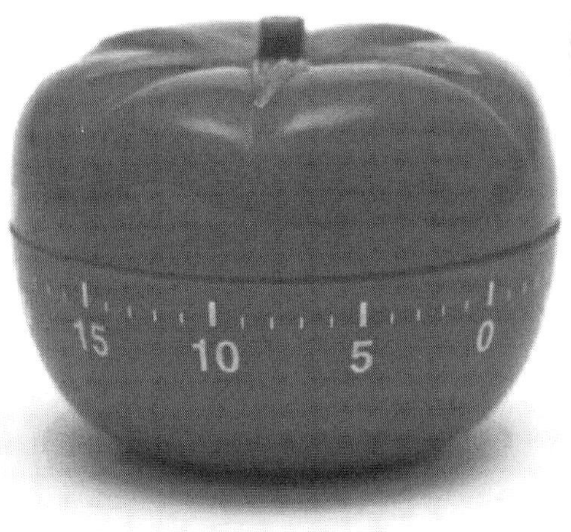

Diese Timer sind sehr praktisch für verschiedene Aktivitäten wie Nudeln kochen, Haare färben, E-Mails beantworten, Pausen einhalten, Sport treiben, Hausarbeit erledigen, Besprechungen einhalten oder Kuchen backen. Kurz gesagt, sie sind nützlich für alles, was man anfangen oder einschalten kann, um dann mit anderen Dingen weiterzumachen, während man auf etwas warten muss oder die Zeit aus den Augen verliert.

Der wichtigste Tipp ist, sich mehrere Timer anzuschaffen, am besten mindestens einen für jedes Zimmer. So haben Sie immer einen Timer zur Hand, egal, wo Sie sich gerade befinden. So können Sie Ihre Zeit besser einteilen und sich an geplante Aktivitäten erinnern.

Wenn Sie beispielsweise in der Küche stehen und Wasser für Nudeln kochen, können Sie den Timer einstellen und sich dann anderen Aufgaben widmen. Der Timer erinnert Sie dann mit einem Signal daran, dass die Nudeln fertig sind. So wird verhindert, dass man die Zeit vergisst und das Essen anbrennt oder zu lange kocht.

Diese Timer sind auch während der Arbeit nützlich. Wenn Sie z. B. E-Mails bearbeiten, können Sie einen Timer einstellen, der Sie daran erinnert, regelmäßige Pausen einzulegen, um Ihre Konzentration aufrechtzuerhalten und Überlastung zu vermeiden.

Alles in allem können Timer eine große Hilfe sein, um Ihre Alltagsstrategien zu verbessern, wenn Sie an ADHS leiden. Sie erinnern Sie visuell und akustisch an die Zeit und helfen Ihnen, organisiert zu bleiben und Aufgaben effizienter zu erledigen.

2. Whiteboard = Notiztafel

Als jemand mit ADHS können Ihnen Whiteboards, die auch als Notiztafeln bezeichnet werden, als eines der besten Gadgets zur Verfügung stehen. Ein Whiteboard bietet Ihnen zahlreiche Vorteile und kann sich positiv auf Ihre Alltagsstrategien auswirken.

Definition: Whiteboard

Ein Whiteboard ist eine glatte, trocken abwischbare Oberfläche, die normalerweise weiß ist und mit speziellen Markern beschrieben werden kann. Es dient als Hilfsmittel für Präsentationen, Schulungen, Brainstorming-Sitzungen und andere Aktivitäten, bei denen Informationen visuell festgehalten, geteilt und diskutiert werden sollen. Im Gegensatz zu traditionellen Tafeln, die mit Kreide beschrieben werden, ermöglicht das Whiteboard das einfache Schreiben und Löschen von Inhalten, was es flexibler und effizienter macht.

Ein Whiteboard ermöglicht es Ihnen, Ihre Gedanken, Termine, Aufgaben und Erinnerungen an einem Ort zu organisieren. Indem Sie wichtige Informationen auf das Whiteboard schreiben, können Sie vermeiden, dass Sie sie vergessen. Im Gegensatz zu Schmierzetteln oder Notizzetteln, die leicht verloren gehen oder übersehen werden können, ist das Whiteboard immer sichtbar und dient als visuelle Erinnerung.

Die Verwendung von Whiteboard-Stiften ermöglicht es Ihnen, auf verschiedene Oberflächen wie Spiegel und Glasscheiben zu schreiben. Diese Flexibilität erlaubt es Ihnen, wichtige Notizen und Erinnerungen an Orten anzubringen, an denen Sie sie regelmäßig sehen, wie zum Beispiel im Badezimmer oder an Ihrer Zimmertür. Das Schreiben auf solchen Oberflächen kann dazu beitragen, Ihre Aufmerksamkeit zu erhöhen und Ihre Erinnerungsfähigkeit zu verbessern.

Wenn Sie ein Whiteboard in Ihre täglichen Strategien integrieren, können Sie eine bessere Organisation und Struktur erreichen. Sie können Ihr Whiteboard verwenden, um To-do-Listen zu erstellen, wichtige Termine und Deadlines zu markieren oder sogar Ihre Ziele und Fortschritte zu visualisieren. Durch diese visuelle Darstellung können Sie sich besser auf Ihre Aufgaben konzentrieren und Ihr Zeitmanagement verbessern.

Darüber hinaus bietet Ihnen ein Whiteboard die Möglichkeit, Ihre Gedanken und Ideen frei darzustellen. Sie können Mindmaps, Diagramme oder Skizzen erstellen, um komplexe Aufgaben oder Projekte zu planen und zu visualisieren. Dies kann Ihnen helfen, Informationen besser zu strukturieren und Zusammenhänge klarer zu erkennen.

Ein Whiteboard kann als ADHS-Gadget von großem Nutzen sein. Es ermöglicht Ihnen, Ihre Gedanken und Aufgaben zu organisieren, wichtige Informationen nicht zu vergessen und Ihre visuelle Wahrnehmung zu unterstützen. Durch die Integration eines Whiteboards in Ihre täglichen Strategien können Sie Ihre Produktivität steigern, Ihr Zeitmanagement verbessern und Ihre Aufgaben effizienter erledigen.

3. Losgeh-Kiste

Die Losgeh-Kiste ist ein äußerst nützliches ADHS-Gadget, das Ihnen helfen kann, Ihren Alltag effektiver zu gestalten.

> Die Idee hinter der Losgeh-Kiste ist einfach, aber sehr effektiv. Es handelt sich um einen festen Platz, der groß genug ist, um alle Dinge zu sammeln, die man am nächsten Morgen in die Tasche packen muss. Wenn man am Vorabend alle benötigten Dinge in die Kiste packt und übersichtlich anordnet, kann man sich einen guten Überblick verschaffen.

Für Menschen mit ADHS kann es oft eine Herausforderung sein, Dinge wie Schlüssel, Portemonnaie, Kopfhörer oder andere wichtige Gegenstände rechtzeitig zu finden. Die Losgeh-Kiste hilft Ihnen, dieses Problem zu lösen, indem sie Ihnen einen speziellen Platz bietet, an dem Sie all diese wichtigen Dinge aufbewahren können. Sie müssen nicht mehr verzweifelt danach suchen, weil Sie alles am Vorabend in die Kiste gelegt haben.

Dieses einfache System kann einen großen Einfluss auf Ihre täglichen Strategien haben. Sie werden feststellen, dass Sie weniger Zeit damit verbringen, nach verlorenen Gegenständen zu suchen, und dadurch weniger Stress und Frustration erleben. Die Losgeh-Kiste ermöglicht es Ihnen, morgens schneller und effizienter aus dem Haus zu gehen, da Sie alle benötigten Gegenstände griffbereit haben.

Zusätzlich fördert die Losgeh-Kiste eine gewisse Struktur und Organisation in Ihrem Leben. Wenn Sie es sich zur Gewohnheit machen, am Vorabend alles in die Kiste zu legen, können Sie sich besser auf den kommenden Tag vorbereiten und fühlen sich weniger überfordert. Diese Methode kann Ihnen helfen, Ihren Tag gezielter zu planen und weniger impulsiven Entscheidungen ausgesetzt zu sein.

Die Losgeh-Kiste ist also ein einfaches, aber sehr wirksames ADHS-Gadget, das Ihnen hilft, Ihr Leben zu erleichtern und sich besser auf den Alltag vorzubereiten. Wenn Sie diese Strategie anwenden, werden Sie wahrscheinlich feststellen, dass Sie mehr Kontrolle über Ihre Zeit und Ihre wichtigsten Gegenstände haben und so den täglichen Herausforderungen mit mehr Gelassenheit begegnen können.

4. Schlüsselbrett / Schlüsselfinder

Ein Schlüsselbrett oder Schlüsselfinder ist eines der besten ADHS-Gadgets, das sich positiv auf Ihre Alltagsstrategien auswirken kann. Es hilft dabei, Ihre Schlüssel immer griffbereit zu haben und das lästige Suchen danach zu vermeiden.

Das Schlüsselbrett wird idealerweise direkt neben der Haus- oder Wohnungstür angebracht. Es ist wichtig, sich die Gewohnheit anzueignen, Ihre Schlüssel sofort nach dem Betreten der Wohnung oder des Hauses dort abzugeben. Dadurch wird vermieden, dass Sie die Schlüssel verlegen oder vergessen.

Ein hilfreicher Tipp ist auch, die Autoschlüssel und die Haus- bzw. Wohnungsschlüssel an einem Schlüsselbund zu kombinieren. Dadurch haben Sie alle wichtigen Schlüssel an einem Ort und müssen nicht mehr verschiedene Schlüssel suchen. Dies erleichtert Ihnen den Alltag erheblich, da Sie weniger Zeit und Energie dafür verwenden müssen, Ihre Schlüssel zu finden.

Ein Schlüsselbrett oder Schlüsselfinder unterstützt Sie bei der Organisation Ihrer Schlüssel und hilft, potenziellen Stress und Frustrationen vorzubeugen. Für ADHS-Betroffene kann es besonders schwierig sein, Gegenstände wie Schlüssel im Blick zu behalten und zu organisieren. Das Schlüsselbrett dient daher als visuelle Erinnerung und ermöglicht es Ihnen, Ihren Fokus auf andere wichtige Aufgaben zu richten, anstatt sich ständig um verlorene Schlüssel zu sorgen. Ein Schlüsselbrett fördert außerdem die Routine, die das Gedächtnis und die Aufmerksamkeit unterstützt. Wenn Sie sich konsequent daran gewöhnen, Ihre Schlüssel an einem bestimmten Platz aufzubewahren, wird es zu einer automatisierten Gewohnheit. Das spart Zeit und vermeidet unnötigen Stress.

Zusammenfassend ist ein Schlüsselbrett oder Schlüsselfinder ein äußerst nützliches ADHS-Gadget, das Ihnen dabei helfen kann, Ihre Alltagsstrategien zu verbessern. Es unterstützt Sie bei der Organisation Ihrer Schlüssel, verhindert deren Verlust und reduziert somit Stress und Frustrationen. Durch die Verwendung eines Schlüsselbretts können Sie Ihre Aufmerksamkeit auf andere wichtige Dinge richten und Ihre Alltagsroutine effizienter gestalten.

5. Outdoor-Weste

Eine solche Weste kann eines der besten Gadgets sein, um den Alltag zu bewältigen und Ihre Alltagsstrategien zu unterstützen. Die Outdoor-Weste ist mit einer Vielzahl von Taschen ausgestattet, die Platz für all Ihre wichtigen Gegenstände bieten. Mit mindestens 15 Taschen haben Sie genügend Stauraum, um Schlüssel, Handy, Taschenbuch, Stifte, Notizblock, Medikamente und vieles mehr sicher zu verstauen und dennoch jederzeit griffbereit zu haben.

Die Outdoor-Weste ermöglicht es Ihnen, organisiert zu bleiben und Dinge schnell zu finden. Anstatt den ganzen Tag nach Ihren wichtigen Gegenständen suchen zu müssen, haben Sie alles in Ihrer Weste zur Hand. Dies erleichtert den Alltag erheblich und spart wertvolle Zeit und Energie.

Die Weste ist besonders nützlich, wenn Sie häufig nach verschiedenen Dingen suchen müssen. Durch die speziellen Taschen können Sie Ihre Gegenstände systematisch ordnen und wissen immer genau, wo Sie sie finden können. Dadurch minimieren Sie Stress und Frustration, die oft mit dem Verlieren oder Suchen von wichtigen Gegenständen verbunden sind.

Zudem kann die Outdoor-Weste für die ganze Familie von Vorteil sein. Jeder kann seine eigenen Dinge in den Taschen verstauen, was die Gefahr von Verlust oder Verwechslung verringert. Die Weste bietet Platz für die individuellen Bedürfnisse jedes Familienmitglieds und trägt zur allgemeinen Organisation bei.

Die Outdoor-Weste kann auch eine visuelle Erinnerung für wichtige Dinge sein. Indem Sie Ihre Gegenstände in den verschiedenen Taschen platzieren, schaffen Sie eine feste Routine und ein visuelles System, das Ihnen hilft, Ihre Alltagsstrategien beizubehalten. Sie können zum Beispiel bestimmte Taschen für bestimmte Gegenstände reservieren und sich dadurch leichter daran erinnern, wo Sie sie verstaut haben.

Insgesamt ist die Outdoor-Weste ein praktisches und effektives Hilfsmittel für Personen mit ADHS. Sie unterstützt Sie dabei, organisiert zu bleiben, wichtige Gegenstände immer griffbereit zu haben und Stress und Frustration zu reduzieren. Die Weste kann Ihnen helfen, Ihre Alltagsstrategien zu verbessern und einen strukturierten und geordneten Lebensstil zu fördern.

6. Wenn-Dann-Pläne

Wenn-Dann-Pläne sind eine äußerst nützliche Strategie, um Ihre Selbstregulation zu verbessern. Im Gegensatz zu herkömmlichen Ansätzen wie „Ich sollte doch endlich!" übertragen Wenn-Dann-Pläne die Kontrolle über das Verhalten nicht auf die Person selbst, sondern delegieren sie gewissermaßen an spezifische Reize.

Anleitung:
Ein Wenn-dann-Plan besteht aus der klaren Verknüpfung eines bestimmten Reizes oder Auslösers mit einer bestimmten Reaktion oder einem Verhalten. Einfach ausgedrückt: „Wenn X passiert, dann mache ich Y." Der Fokus liegt also darauf, nur noch auf das Eintreten von X zu achten, anstatt ständig daran zu denken, was man erledigen muss (Y).

Dieser Ansatz kann besonders für Menschen mit ADHS von Vorteil sein, da es ihnen oft schwerfällt, Aufgaben zu organisieren, sich zu konzentrieren und ihre Handlungen zu planen. Die Verwendung von Wenn-Dann-Plänen unterstützt die Selbstregulation durch die Konzentration auf bestimmte Auslöser des gewünschten Verhaltens.

Definition: Selbstregulation
Selbstregulation bezieht sich auf die Fähigkeit einer Person, ihre Gedanken, Gefühle und Verhaltensweisen bewusst zu kontrollieren, anzupassen und zu lenken, um ihre Ziele zu erreichen und sich an veränderte Umstände anzupassen. Es ist ein wichtiger Aspekt der Selbstkontrolle und Selbstführung, der es einer Person ermöglicht, ihre eigenen Impulse, Emotionen und Handlungen zu regulieren, um langfristige Ziele zu verfolgen, Versuchungen zu widerstehen und sich auf die Aufgaben und Herausforderungen des Alltags zu konzentrieren.

Beispiel:
Wenn ich nach Hause komme (Reiz), dann lege ich meine Schlüssel an ihren dafür vorgesehenen Platz (Reaktion). Anstatt sich ständig daran erinnern zu müssen, wo man die Schlüssel hinlegt, wird diese Handlung automatisch durch das Eintreten des Reizes (nach Hause kommen) ausgelöst.

Solche Wenn-Dann-Pläne können in verschiedenen Bereichen des Alltags angewendet werden, sei es beim Organisieren Ihres Arbeitsplatzes, beim Planen von Mahlzeiten, beim Einhalten von Routinen oder bei der Bewältigung von Aufgaben im Haushalt. Indem Sie sich auf spezifische Reize konzentrieren und die gewünschten Reaktionen oder Verhaltensweisen mit Ihnen verknüpfen, können Sie Ihre Selbstregulation verbessern und sich auf effektivere Weise durch den Alltag navigieren.

Wenn-Dann-Pläne sind nicht die ultimative Lösung für alle Menschen mit ADHS. Jeder Mensch ist individuell und verschiedene Strategien können unterschiedlich gut funktionieren. Verschiedene Ansätze auszuprobieren und herauszufinden, welche am besten zu Ihnen passen, kann sich als hilfreich erweisen.

Ordnung halten statt Aufräumen

Wenn Sie ADHS haben, kann die Methode „Ordnung halten statt Aufräumen“ Ihnen helfen, Ihre Alltagsstrategien zu verbessern und dem Messietum vorzubeugen. Der Ansatz besteht darin, von Anfang an eine gewisse Ordnung beizubehalten, anstatt regelmäßig aufräumen zu müssen. Hier sind einige Möglichkeiten, wie Ihnen diese Methode helfen kann:

- **Messietum vorbeugen:** Durch das Beibehalten von Ordnung von Anfang an verhindern Sie, dass sich Unordnung und Chaos in Ihrem Wohn- oder Arbeitsbereich ansammeln. Anstatt alles auf einmal zu einem späteren Zeitpunkt aufräumen zu müssen, halten Sie die Dinge stets geordnet und minimieren so die Anzahl der unerledigten Aufgaben.
- **Intelligent Ordnung halten:** Die Methode „Ordnung halten statt Aufräumen“ kann Ihnen dabei helfen, ein System zu entwickeln, das auf Ihre spezifischen Bedürfnisse zugeschnitten ist. Identifizieren Sie die Bereiche, die für Sie besonders herausfordernd sind, und finden Sie Strategien, um diese spezifischen Probleme anzugehen. Zum Beispiel könnten Sie spezielle Aufbewahrungslösungen, wie Behälter oder Regale, verwenden, um Ihre Sachen geordnet zu halten und leichter wiederzufinden.
- **Routinen und Gewohnheiten entwickeln:** Die Methode „Ordnung halten statt Aufräumen“ kann Ihnen helfen, effektive Routinen und Gewohnheiten zu etablieren. Wenn Sie jeden Tag ein paar Minuten damit verbringen, Dinge an ihren Platz zurückzulegen oder Oberflächen sauber zu halten, wird dies zu einer natürlichen Gewohnheit, die weniger Anstrengung erfordert. Es wird einfacher, Ihre Umgebung geordnet zu halten, und Sie müssen weniger Zeit und Energie dafür verwenden, später aufzuräumen.

- **Stressreduktion:** Ein aufgeräumtes und organisiertes Umfeld kann dazu beitragen, Ihren Stresspegel zu senken. Wenn Sie sich in einer aufgeräumten Umgebung befinden, fällt es Ihnen leichter, sich zu konzentrieren und produktiv zu sein. Darüber hinaus führt die Methode „Ordnung halten statt Aufräumen" zu einer Verringerung von Überforderung und Frustration, da Sie nicht mit einem überwältigenden Aufräummarathon konfrontiert sind.

Es ist darauf hinzuweisen, dass jeder Mensch individuell ist und verschiedene Strategien finden muss, die für ihn am besten geeignet sind. Was für eine Person mit ADHS funktioniert, kann für eine andere Person nicht so effektiv sein. Es kann hilfreich sein, mit einem Therapeuten oder Coach zusammenzuarbeiten, um spezifische Anpassungen und Techniken zu entwickeln, die Ihren Bedürfnissen entsprechen und Ihnen helfen, Ihre Alltagsstrategien zu verbessern.

Täglicher Streuner-Rundgang

Der tägliche Streuner-Rundgang kann Ihnen helfen, Ihre Alltagsstrategien zu verbessern, insbesondere wenn Sie ADHS haben. Es handelt sich um eine Aufräummethode, bei der Sie innerhalb weniger Minuten herumliegende Dinge strukturiert und effektiv aufräumen und an ihren Platz bringen können.

Menschen mit ADHS haben oft Schwierigkeiten, ihre Umgebung organisiert und ordentlich zu halten. Der tägliche Streuner-Rundgang bietet Ihnen eine einfache Möglichkeit, mit diesem Problem umzugehen. Durch die regelmäßige Durchführung dieses Rundgangs können Sie Ihre Fähigkeit zur Organisation und zur Bewältigung von Unordnung verbessern.

Der Rundgang gibt Ihnen einen festen Zeitpunkt im Tagesablauf, um sich bewusst mit der Ordnung in Ihrer Wohnung oder am Arbeitsplatz auseinanderzusetzen. Sie können dies als eine Art Routine etablieren, die Ihnen hilft, Struktur in Ihren Alltag zu bringen.

Wenn Sie während des Rundgangs herumliegende Gegenstände aufräumen und an ihren Platz zurückstellen, verbessern Sie die äußere Ordnung Ihrer Umgebung. Dies kann dazu beitragen, dass Sie sich besser konzentrieren und fokussieren können. Die visuelle Unordnung kann für Menschen mit ADHS oft störend und ablenkend sein. Durch die Beseitigung dieser Unordnung schaffen Sie eine ruhigere und angenehmere Umgebung, die Ihnen dabei hilft, sich besser zu konzentrieren.

Der tägliche Streuner-Rundgang kann auch dazu beitragen, dass Sie wichtige Gegenstände leichter finden. Menschen mit ADHS neigen dazu, Dinge zu verlegen oder zu vergessen, wo sie sie abgelegt haben. Durch die Gewohnheit, regelmäßig herumzugehen und Dinge an ihren Platz zurückzulegen, können Sie Ihre Gedächtnisleistung verbessern und vermeiden, wertvolle Zeit für das Suchen nach verlorenen Gegenständen zu verschwenden.

Darüber hinaus kann der Rundgang Ihnen dabei helfen, eine positive Routine zu etablieren. Menschen mit ADHS profitieren oft von festen Strukturen und Routinen, die ihnen helfen, den Tag zu organisieren. Indem Sie den täglichen Spaziergang in Ihren Alltag integrieren, schaffen Sie eine vorhersehbare und strukturierte Aktivität, die Ihnen bei der Planung Ihres Tages und der Verbesserung Ihrer Alltagsstrategien zugutekommen kann.

Der tägliche Streuner-Rundgang gilt jedoch nicht als Allheilmittel für ADHS, sondern dient als eine unterstützende Strategie zur Bewältigung von Unordnung und zur Verbesserung der Organisation. Er kann Ihnen helfen, Ordnung in Ihre Umgebung zu bringen und dadurch Ihre Konzentration und Effizienz zu steigern. Es ist jedoch auch wichtig, andere geeignete Maßnahmen und Therapien in Betracht zu ziehen, um ADHS umfassend zu behandeln.

Struktur & Ordnung mit (und trotz) Kindern

Das Thema „Struktur & Ordnung mit (und trotz) Kindern" kann Ihnen als ADHS-Betroffener helfen, Ihren Alltag besser zu bewältigen. Es gibt einige nützliche Tipps und Strategien, die Ihnen dabei behilflich sein können, Struktur und Ordnung in Ihr Leben zu bringen.

- **Reduzieren Sie Ihren Besitz:** Minimalismus und weniger Besitz sind wichtig, insbesondere wenn Kinder im Haushalt leben. Durch das Reduzieren Ihrer Besitztümer auf das Notwendigste schaffen Sie ein aufgeräumteres und übersichtlicheres Zuhause. Dies minimiert Ablenkungen und verbessert die Konzentration, was für Menschen mit ADHS besonders wichtig ist.
- **Schaffen Sie ein Ordnungssystem:** Organisieren Sie Spielzeug und andere Gegenstände in einem übersichtlichen Ordnungssystem. Legen Sie bestimmte Dinge an bestimmten Plätzen ab, um Unordnung zu vermeiden und leichter zu finden, was Sie brauchen. Dadurch können Sie Ihre Zeit und Energie effizienter nutzen und Stress abbauen.
- **Entwickeln Sie Routinen und Zeitpläne:** Legen Sie feste Zeiten für verschiedene Aktivitäten wie Mahlzeiten, Hausarbeit, Spielzeiten und Ruhepausen fest. Dadurch schaffen Sie Struktur in Ihrem Alltag, behalten den Überblick, organisieren Aufgaben besser und nutzen Ihre Zeit effektiver.
- **Kommunizieren und kooperieren Sie innerhalb der Familie:** Legen Sie gemeinsam mit Ihren Kindern Regeln und Routinen fest. Dadurch schaffen Sie ein unterstützendes Umfeld, in dem jeder weiß, was von ihm erwartet wird. Dies kann zu einem harmonischeren Familienleben führen und Ihnen helfen, Ihren Alltag besser zu bewältigen.

Es ist wichtig, sich vor Augen zu halten, dass jeder Mensch einzigartig ist und unterschiedliche Herangehensweisen braucht. Was für einige Menschen mit ADHS funktioniert, muss nicht für alle funktionieren. Es kann hilfreich sein, verschiedene Ansätze auszuprobieren und anzupassen, um herauszufinden, was für Sie und Ihre Situation am besten geeignet ist.

Zusammenfassend lässt sich sagen, dass das Schaffen von Struktur und Ordnung mit Kindern Ihnen als Person mit ADHS helfen kann, Ihren Alltag besser zu bewältigen. Wenn Sie diese Ideen an Ihre individuellen Bedürfnisse anpassen, können Sie Ihren Alltag effizienter gestalten und mehr Ruhe und Ausgeglichenheit in Ihr Leben bringen.

ADHS als Superpower

Schwächen als Ressourcen erkennen

Zur Erinnerung: ADHS, auch bekannt als Aufmerksamkeitsdefizit-Hyperaktivitätsstörung, ist eine neurologische Störung, die oft mit verschiedenen Herausforderungen im Alltag einhergeht. Die Symptome von ADHS werden in der Regel als negativ oder belastend wahrgenommen, da sie Schwierigkeiten beim Konzentrieren, Impulsivität und eine erhöhte Aktivität beinhalten. Diese Herausforderungen können zu Problemen in der Schule, im Beruf und in zwischenmenschlichen Beziehungen führen.

Es gibt jedoch einen alternativen Ansatz, der die Symptome von ADHS in einem anderen Licht betrachtet. Anstatt sich ausschließlich auf die Schwächen zu konzentrieren, erkennt dieser Ansatz die Potenziale und Stärken, die mit ADHS einhergehen können. Indem wir die Schwächen als Ressourcen betrachten, können wir die positiven Aspekte von ADHS erkennen und nutzen.

Eine der Eigenschaften von ADHS ist beispielsweise eine erhöhte Kreativität. Menschen mit ADHS haben oft einen lebhaften Geist und können außergewöhnlich kreative Ideen entwickeln. Sie können schnell Verbindungen zwischen verschiedenen Konzepten herstellen und innovative Lösungsansätze finden. Diese Fähigkeit zur kreativen Problemlösung kann in vielen Bereichen des Lebens von Vorteil sein, sei es in künstlerischen oder wissenschaftlichen Bereichen oder bei der Entwicklung neuer Konzepte und Ideen.

Eine weitere potenzielle Stärke von ADHS liegt in der Fähigkeit zur Hyperfokussierung. Obwohl Menschen mit ADHS oft Schwierigkeiten haben, ihre Aufmerksamkeit über längere Zeit auf eine bestimmte Aufgabe zu lenken, können sie in bestimmten Situationen eine außergewöhnliche Fokussierung und Konzentration entwickeln. Dies ermöglicht es ihnen, sich in Projekte oder Aufgaben zu vertiefen und außergewöhnliche Leistungen zu erbringen. Durch das Erkennen und Nutzen ihrer Hyperfokussierungsfähigkeiten können Menschen mit ADHS ihre Produktivität steigern und ihre Ziele erreichen.

Des Weiteren kann ADHS auch mit einem hohen Energielevel einhergehen. Obwohl dies manchmal als Hyperaktivität oder Rastlosigkeit empfunden wird, kann diese Energie auch als eine Ressource betrachtet werden. Menschen mit ADHS können ihre Energie nutzen, um Dinge voranzutreiben, Projekte voranzubringen und in stressigen Situationen resilient zu bleiben. Wenn sie ihre Energie gezielt einsetzen und lernen, sie zu kanalisieren, können sie ein hohes Maß an Produktivität und Leistungsfähigkeit erreichen.

Es ist darauf hinzuweisen, dass nicht alle Menschen mit ADHS gleich betroffen sind. Die individuellen Erfahrungen und Ausprägungen von ADHS sind von Person zu Person verschieden. Die Idee, Schwächen als Ressourcen zu betrachten, soll eine positive Perspektive fördern und die Potenziale von ADHS erkennen, anstatt sich ausschließlich auf die negativen Aspekte zu konzentrieren.

Anleitung, um Schwächen als Ressourcen zu betrachten:

1. Sorgen Sie für eine angenehme und beruhigende Atmosphäre, in der Sie sich sicher und wohl fühlen. Nehmen Sie sich Zeit, um sich auf die Übung zu konzentrieren.

2. Holen Sie sich ein Blatt Papier und einen Stift. Teilen Sie das Blatt in zwei Spalten. Beschriften Sie die erste Spalte mit „Schwächen" und die zweite Spalte mit „Potenziale".

3. Denken Sie über die Schwächen nach, die Sie mit ADHS in Verbindung bringen. Schreiben Sie diese Schwächen in die erste Spalte. Um Ihnen den Einstieg zu erleichtern, finden Sie hier einige Beispiele:

- Konzentrationsschwierigkeiten
- Impulsivität
- Unorganisiertheit
- Schwierigkeiten, Aufgaben abzuschließen
- Schnelle Ablenkbarkeit

4. Betrachten Sie jede Schwäche einzeln und fragen Sie sich: „Welche positiven Aspekte könnten sich hinter dieser Schwäche verbergen?" Überlegen Sie, wie diese Schwäche auch als Ressource dienen könnte. Schreiben Sie Ihre Gedanken in die Spalte „Potenziale".

5. Hier sind einige Beispiele, wie Sie die Schwächen als Potenziale betrachten könnten:

- Konzentrationsschwierigkeiten: Flexibilität im Denken, Fähigkeit, mehrere Aufgaben gleichzeitig zu bewältigen, Kreativität in der Lösungsfindung.
- Impulsivität: Schnelle Entscheidungsfindung, Risikobereitschaft, Spontaneität.
- Unorganisiertheit: Fähigkeit, in einem chaotischen Umfeld zu arbeiten, außergewöhnliche Kreativität, innovative Herangehensweise an Probleme.
- Schwierigkeiten, Aufgaben abzuschließen: Enthusiasmus für neue Projekte, Fähigkeit, schnell zwischen verschiedenen Aufgaben zu wechseln, Anpassungsfähigkeit an Veränderungen.
- Schnelle Ablenkbarkeit: Multitasking-Fähigkeiten, Fähigkeit, Informationen schnell aufzunehmen und zu verarbeiten, hohe Sensibilität für die Umgebung.

6. Gehen Sie die Liste der Schwächen durch und überlegen Sie, wie Sie die damit verbundenen Potenziale in Ihrem Alltag nutzen können. Formulieren Sie konkrete Maßnahmen oder Strategien, um die positiven Aspekte von ADHS zu fördern.

7. Reflektieren Sie über Ihre neue Perspektive. Wie fühlen Sie sich, nachdem Sie die Schwächen als Potenziale betrachtet haben? Wie könnten Sie diese Sichtweise in verschiedenen Lebensbereichen anwenden?

Indem wir die Symptome von ADHS als potenzielle Superkräfte betrachten, können wir eine Atmosphäre der Akzeptanz und des Empowerments schaffen. Menschen mit ADHS können lernen, ihre einzigartigen Stärken zu nutzen und ihre individuellen Fähigkeiten in verschiedenen Lebensbereichen einzubringen. Durch die Verschiebung des Fokus von Schwächen auf Ressourcen können wir das volle Potenzial von ADHS ausschöpfen und zu einer positiven Entwicklung und Entfaltung beitragen.

Hyperfokus kontrolliert nutzen

Der Hyperfokus ist eine bemerkenswerte Eigenschaft der Aufmerksamkeitsdefizit-Hyperaktivitätsstörung (ADHS). Normalerweise wird ADHS mit Herausforderungen wie Konzentrationsschwierigkeiten und Unruhe in Verbindung gebracht. Doch der Hyperfokus stellt eine interessante Facette dar, die sich zu einer echten Superkraft entwickeln kann. Wenn man lernt, den Hyperfokus zu kontrollieren und gezielt einzusetzen, eröffnen sich spannende Möglichkeiten.

Die Fähigkeit, Hyperfokus „mit Absicht" zu erzeugen, kann dabei helfen, die Konzentration gezielt auf eine bestimmte Aufgabe zu lenken. Wenn Sie erkennen, welche Faktoren Ihren Hyperfokus auslösen, können Sie bewusst Umgebungen oder Bedingungen schaffen, die dieses Phänomen fördern. Dies könnte beispielsweise das Schaffen eines ruhigen und ordentlichen Arbeitsplatzes sein oder das Hören bestimmter Musik, die Ihre Konzentration fördert. Durch das gezielte Hervorrufen des Hyperfokus können Sie Ihre Effizienz steigern und produktiver arbeiten.

Ein weiterer Aspekt besteht darin, den Hyperfokus für Workflows einzusetzen. Wenn Sie Ihre Aufgaben in kleinere, überschaubare Schritte unterteilen und klare Ziele setzen, können Sie den Hyperfokus auf jede einzelne Aufgabe richten. Dies ermöglicht Ihnen, sich intensiv auf jede Aufgabe zu konzentrieren und eine hohe Qualität der Arbeit zu erreichen. Durch die Optimierung Ihrer Arbeitsabläufe und den gezielten Einsatz des Hyperfokus können Sie Ihre Superkraft optimal nutzen.

Des Weiteren gibt es Techniken, um den Hyperfokus auch bei anderen ungeliebten Aufgaben abzurufen. Indem Sie beispielsweise den Hyperfokus auf eine ähnliche, jedoch angenehmere Aufgabe lenken und dann nahtlos zur ungeliebten Aufgabe übergehen, können Sie Ihre Konzentration aufrechterhalten.

Durch die bewusste Anwendung dieser Techniken können Sie auch bei Aufgaben, die normalerweise als langweilig oder mühsam empfunden werden, den Hyperfokus aktivieren und Ihre Leistung verbessern.

Anleitung für einen gezielten Hyperfokus:

- Schaffen Sie eine geeignete Arbeitsumgebung: Suchen Sie sich einen ruhigen und aufgeräumten Raum, in dem Sie sich konzentrieren können. Entfernen Sie Ablenkungen wie elektronische Geräte oder laute Musik, die Ihre Aufmerksamkeit ablenken könnten.
- Setzen Sie klare Ziele: Definieren Sie vor jeder Aufgabe oder Arbeitsphase klare Ziele. Notieren Sie sich, was Sie erreichen möchten und welche Aufgaben Sie erledigen müssen.
- Priorisieren Sie Ihre Aufgaben: Überlegen Sie, welche Aufgaben am wichtigsten sind, und setzen Sie diese an die Spitze Ihrer Prioritätenliste. Dies hilft Ihnen, sich auf das Wesentliche zu konzentrieren und Ihren Hyperfokus gezielt einzusetzen.
- Setzen Sie sich Zeitlimits: Legen Sie für jede Aufgabe oder Arbeitsphase ein Zeitlimit fest. Dies hilft Ihnen, sich auf das Wesentliche zu konzentrieren, und verhindert, dass Sie zu viel Zeit mit einer einzigen Aufgabe verbringen.
- Eliminieren Sie Ablenkungen: Schalten Sie Benachrichtigungen auf Ihrem Telefon oder Computer aus und informieren Sie Ihr Umfeld darüber, dass Sie für eine bestimmte Zeit ungestört arbeiten möchten. Achten Sie darauf, dass Sie nicht in Versuchung geraten, sich mit anderen Dingen zu beschäftigen, während Sie sich auf eine Aufgabe konzentrieren.
- Setzen Sie sich kleine Meilensteine: Zerlegen Sie größere Aufgaben in kleinere, leichter zu bewältigende Schritte. Wenn Sie jeden kleinen Schritt abhaken, können Sie Ihren Fortschritt sehen, was Ihnen zusätzliche Motivation gibt, fokussiert zu bleiben.
- Nutzen Sie Belohnungen: Belohnen Sie sich selbst nach erfolgreicher Beendigung einer Aufgabe oder Arbeitsphase. Das kann eine kurze Pause sein, in der Sie etwas Entspannendes tun, oder etwas, das Ihnen Freude bereitet. Die Aussicht auf eine Belohnung kann dazu beitragen, den Hyperfokus aufrechtzuerhalten.
- Üben Sie regelmäßig: Wiederholen Sie diese Übung regelmäßig, um Ihre Fähigkeit, den Hyperfokus gezielt einzusetzen, zu verbessern. Je öfter Sie sich darauf einstellen und üben, desto leichter wird es Ihnen fallen, Ihre Produktivität zu steigern und Ihre Fähigkeiten optimal zu nutzen.

Der kontrollierte Einsatz von Hyperfokus kann zu einer beeindruckenden Superkraft bei ADHS werden. Wenn Sie lernen, den Hyperfokus gezielt einzusetzen, ihn in Ihren Arbeitsabläufen zu nutzen und Techniken anzuwenden, um den Hyperfokus auch bei ungeliebten Aufgaben abzurufen, können Sie Ihre Produktivität steigern und Ihre Fähigkeiten optimal nutzen. Betrachten Sie Hyperfokus als eine einzigartige Stärke, die Ihnen hilft, Ihre Ziele zu erreichen und Ihr Potenzial auszuschöpfen.

Ein flexibles Arbeitsumfeld schaffen und mehr erreichen

Wenn Sie ADHS haben, können Sie Ihr Arbeitsleben in ein aufregendes und abwechslungsreiches Abenteuer verwandeln. Indem Sie Ihr Arbeitsumfeld flexibel gestalten, können Sie Ihre einzigartigen Fähigkeiten nutzen, um produktiver und erfolgreicher zu sein. Hier sind einige Tipps, wie Sie Ihr Arbeitsleben spannender gestalten können, sowohl für Angestellte als auch für Selbstständige:

- **Schaffen Sie eine anregende Arbeitsumgebung**: Von ADHS betroffene Menschen profitieren oft von einem stimulierenden Umfeld. Gestalten Sie Ihren Arbeitsplatz mit visuellen Reizen wie Farben, inspirierenden Bildern oder motivierenden Zitaten. Fügen Sie auch verschiedene Sinneserlebnisse hinzu, wie angenehme Musik oder Duftkerzen, um Ihre Konzentration und Kreativität zu fördern.
- **Variieren Sie Ihre Aufgaben:** Routine kann für Menschen mit ADHS schnell langweilig werden. Versuchen Sie, Ihre Aufgaben abwechslungsreich zu gestalten. Setzen Sie sich klare Ziele und teilen Sie Ihre Arbeit in kleinere, handhabbare Aufgaben ein. Wechseln Sie regelmäßig zwischen verschiedenen Aufgaben, um Ihre Aufmerksamkeit aufrechtzuerhalten und Langeweile zu vermeiden.
- **Nutzen Sie Technologie und Tools:** Es gibt viele digitale Tools, die Ihnen helfen können, Ihre Produktivität zu steigern und sich besser zu organisieren. Verwenden Sie beispielsweise Projektmanagement-Apps, um Aufgaben zu verfolgen und Fristen einzuhalten. Timer oder Erinnerungs-Apps können Ihnen helfen, den Fokus aufrechtzuerhalten und rechtzeitig an wichtige Dinge zu denken.
- **Schaffen Sie klare Strukturen**: Obwohl Flexibilität wichtig ist, kann eine gewisse äußere Struktur Ihnen helfen, den Überblick zu behalten. Erstellen Sie beispielsweise tägliche oder wöchentliche Zeitpläne, um Ihre Arbeit zu organisieren. Verwenden Sie To-do-Listen, um Ihre Prioritäten festzulegen und Ihre Aufgaben zu priorisieren.

- **Kultivieren Sie innere Flexibilität:** Neben äußerer Struktur ist es auch wichtig, eine gewisse innere Flexibilität zu entwickeln. Akzeptieren Sie, dass nicht immer alles nach Plan verläuft, und seien Sie bereit, sich anzupassen. Wenn unerwartete Herausforderungen auftauchen, sehen Sie sie als Gelegenheiten zur Kreativität und Problemlösung.
- **Nutzen Sie Ihre Hyperfokussierung:** Menschen mit ADHS haben oft die Fähigkeit zur Hyperfokussierung, bei der sie sich vollständig auf eine Aufgabe konzentrieren können. Identifizieren Sie die Aktivitäten oder Aufgaben, bei denen Sie besonders gut in den „Flow" kommen, und nutzen Sie diese Momente, um produktive Durchbrüche zu erzielen.
- **Holen Sie sich Unterstützung:** Sowohl für Angestellte als auch für Selbstständige kann es hilfreich sein, ein unterstützendes Netzwerk zu haben. Teilen Sie Ihren Kollegen oder Mitarbeitern mit, dass Sie ADHS haben, und bitten Sie um Verständnis und Unterstützung. Bei Bedarf können Sie auch professionelle Hilfe suchen, um Strategien zu entwickeln, die Ihnen helfen, Ihr volles Potenzial auszuschöpfen.

Durch die Schaffung eines flexiblen Arbeitsumfelds, das äußere Struktur mit innerer Flexibilität verbindet, können Sie Ihre einzigartigen Fähigkeiten als Person mit ADHS als Superpower nutzen. Lassen Sie Ihrer Kreativität freien Lauf, setzen Sie sich klare Ziele und nutzen Sie Technologie und Unterstützung, um Ihre Produktivität zu steigern und Ihre beruflichen Ziele zu erreichen.

Empathie: Die unterschätzte Stärke

Menschen mit ADHS besitzen oft eine einzigartige Fähigkeit zur Empathie, die in der Gesellschaft häufig übersehen wird. Ihre vermeintliche „Hypersensitivität" kann tatsächlich zu einer kraftvollen Superpower werden, wenn sie richtig genutzt wird. Hier sind einige Möglichkeiten, wie Sie diese Eigenschaft zielgerichtet einsetzen können.

Definition: Hypersensitivität
Hypersensitivität bezieht sich auf eine erhöhte Empfindlichkeit oder Reaktivität auf bestimmte Reize oder Stimuli. Es handelt sich um eine übermäßige oder überempfindliche Reaktion des Körpers auf äußere oder innere Reize, die normalerweise nicht als bedrohlich oder schädlich angesehen werden.

Zunächst einmal kann die Empathie von Menschen mit ADHS in bestimmten Bereichen eine erfolgversprechende Tugend sein. Durch Ihre Fähigkeit, sich in andere Menschen einzufühlen, können Sie eine tiefe emotionale Verbindung herstellen. Dies kann in sozialen Interaktionen, Beziehungen oder auch im Berufsleben von großem Vorteil sein. Indem Sie die Perspektive anderer verstehen und ihre Bedürfnisse erkennen, sind Sie in der Lage, effektiver zu kommunizieren und Konflikte besser zu lösen.

Dennoch ist es wichtig, dass Sie lernen, sich abzugrenzen und sich vor negativen Einflüssen abzuschirmen, um Ihre Empathie optimal zu nutzen. Sie können Empathie als Werkzeug einsetzen, ohne von den Stimmungen anderer überwältigt zu werden. Hier kommen Methoden wie positiver Selftalk und kognitive/dialektische Ansätze ins Spiel.

Positiver Selftalk bedeutet, sich selbst positive und unterstützende Botschaften zu geben. Sie können lernen, sich bewusst zu sagen, dass Ihre Empathie eine wertvolle Gabe ist und Sie befähigt, anderen zu helfen. Dies stärkt Ihr Selbstvertrauen und ermöglicht es Ihnen, Ihre Empathie in einer positiven und konstruktiven Weise einzusetzen.

Anleitung für positiven Selbsttalk:

- Schritt 1: Bewusstsein entwickeln. Werden Sie sich zunächst bewusst über Ihre eigenen Gedanken und den inneren Dialog, den Sie mit sich selbst führen. Achten Sie darauf, wie Sie über sich selbst denken und sprechen. Oft neigen wir dazu, uns selbst herabzusetzen oder negative Botschaften zu senden, ohne es wirklich zu bemerken.
- Schritt 2: Identifizieren Sie negative Gedanken. Machen Sie sich bewusst, wenn negative Gedanken auftauchen, die Ihr Selbstwertgefühl oder Ihr Vertrauen beeinträchtigen. Identifizieren Sie diese Gedanken und nehmen Sie zur Kenntnis, wie sie sich anfühlen und wie sie Ihren Geist und Ihre Stimmung beeinflussen.
- Schritt 3: Umformulierung in positive Aussagen. Sobald Sie negative Gedanken erkannt haben, ist es an der Zeit, sie in positive Aussagen umzuwandeln. Nehmen Sie die negativen Glaubenssätze, die Sie über sich selbst haben, und formulieren Sie sie positiv um. Im konkreten Empathie-Beispiel könnten Sie den negativen Gedanken „Ich bin zu empfindsam und es ist ein Nachteil" in den positiven Gedanken „Meine Empathie ist eine wertvolle Gabe, die es mir ermöglicht, anderen zu helfen" umwandeln.
- Schritt 4: Wiederholung und Bestätigung. Wiederholen Sie Ihre positiven Aussagen regelmäßig, idealerweise täglich. Sprechen Sie sie laut oder im Stillen zu sich selbst. Bestätigen Sie sich selbst, dass Sie wertvoll sind und dass Ihre positiven Eigenschaften und Fähigkeiten Sie unterstützen und stärken.
- Schritt 5: Visualisierungstechniken. Nutzen Sie Visualisierungstechniken, um Ihre positiven Aussagen zu verstärken. Stellen Sie sich lebhaft vor, wie Sie Ihre Empathie in positiver und konstruktiver Weise einsetzen und anderen helfen. Visualisieren Sie Erfolg und Selbstvertrauen. Diese Techniken können

dazu beitragen, Ihr Unterbewusstsein auf positive Weise zu beeinflussen und Ihre neuen Überzeugungen zu festigen.

- Schritt 6: Geduld und Durchhaltevermögen. Es ist wichtig, geduldig mit sich selbst zu sein und Durchhaltevermögen zu zeigen. Positive Veränderungen im Selbstgespräch erfordern Zeit und Übung. Seien Sie nachsichtig mit sich selbst und geben Sie nicht auf, wenn es anfangs schwerfällt. Je öfter Sie positive Selbstgespräche üben, desto natürlicher werden sie.
- Schritt 7: Umgebung und Unterstützung. Schaffen Sie eine unterstützende Umgebung. Umgeben Sie sich mit positiven Menschen, die Sie ermutigen und unterstützen. Suchen Sie gegebenenfalls nach einer Selbsthilfegruppe oder einem Therapeuten, der Ihnen bei der Entwicklung eines positiven Selbstgesprächs helfen kann.

Denken Sie daran, dass positiver Selftalk eine Übung ist, die regelmäßig gepflegt werden muss, um langfristige positive Veränderungen zu bewirken. Seien Sie geduldig mit sich selbst und lassen Sie sich Zeit, um diese neue Gewohnheit zu entwickeln. Mit der Zeit werden Sie feststellen, wie sich Ihr Selbstvertrauen stärkt und wie Sie Ihre Empathie in einer positiven und konstruktiven Weise einsetzen können.

Kognitive und dialektische Methoden können ebenfalls hilfreich sein, um die Fähigkeit zur Empathie zu nutzen und gleichzeitig eine Abgrenzung zu schaffen. Durch **kognitive Techniken** lernen Sie, negative Gedanken und Emotionen zu erkennen und sie durch positive und realistischere Gedanken zu ersetzen. **Dialektische Ansätze** ermöglichen es Ihnen, sich bewusst zu machen, dass Sie die Kontrolle über Ihre Empathie haben und dass Sie nicht dazu verpflichtet sind, die Stimmungen anderer Menschen aufzunehmen oder zu absorbieren.

Hier ist eine Anleitung, um kognitive und dialektische Methoden zu nutzen, um Ihre Fähigkeit zur Empathie zu nutzen und gleichzeitig eine Abgrenzung zu schaffen:

1. Schritt: Bewusstsein schaffen

- Werden Sie sich bewusst über Ihre eigenen Gedanken, Emotionen und Ihre Empathie. Erkennen Sie, dass Empathie eine wertvolle Fähigkeit ist, aber auch ihre Grenzen hat.

2. Schritt: Kognitive Techniken anwenden

- Achten Sie auf negative Gedanken und Emotionen, die bei der Empathie-Entwicklung auftreten können. Identifizieren Sie sie bewusst.

- Hinterfragen Sie negative Gedanken und stellen Sie fest, ob sie realistisch sind. Oftmals neigen wir dazu, negative Interpretationen anzunehmen, die nicht unbedingt der Realität entsprechen.
- Ersetzen Sie negative Gedanken durch positive und realistischere Gedanken. Zum Beispiel: Anstatt sich selbst einzureden „Ich kann nichts tun, um zu helfen", denken Sie eher daran: „Ich kann mein Bestes tun, um zu unterstützen, und das ist wertvoll."

3. Schritt: Dialektische Ansätze anwenden

- Erkennen Sie, dass Sie die Kontrolle über Ihre Empathie haben. Sie sind nicht dazu verpflichtet, die Stimmungen anderer Menschen aufzunehmen oder zu absorbieren.
- Machen Sie sich bewusst, dass es wichtig ist, Grenzen zu setzen und Ihre eigene emotionale Gesundheit zu schützen. Es ist nicht egoistisch, auf Ihre eigenen Bedürfnisse zu achten, während Sie empathisch sind.
- Finden Sie einen gesunden Mittelweg zwischen Empathie und Selbstschutz. Üben Sie, Mitgefühl zu zeigen, ohne sich von den emotionalen Belastungen anderer überwältigen zu lassen.

4. Schritt: Übung und Reflexion

- Praktizieren Sie regelmäßig kognitive Techniken und dialektische Ansätze, um Ihre Fähigkeiten zur Empathie und Abgrenzung weiterzuentwickeln.
- Reflektieren Sie über Ihre Erfahrungen. Fragen Sie sich, was gut funktioniert hat und welche Herausforderungen Sie möglicherweise noch haben.
- Bleiben Sie geduldig und geben Sie sich Zeit. Die Entwicklung von Empathie und Abgrenzung erfordert Übung und kontinuierliches Lernen.

Diese Anleitung ist eine allgemeine Richtlinie und kann nicht für jeden einzelnen Menschen gleichermaßen geeignet sein. Jeder Mensch ist einzigartig und es kann hilfreich sein, individuelle Anpassungen vorzunehmen, um die besten Ergebnisse zu erzielen.

Insgesamt ist Empathie eine übersehene Stärke von Menschen mit ADHS. Durch den gezielten Einsatz Ihrer Empathie können Sie in verschiedenen Lebensbereichen erfolgreich sein. Indem Sie lernen, sich abzugrenzen und Ihre Empathie zu schützen, können Sie Ihre Superpower auf positive Weise nutzen. Positiver Selftalk und kognitive/dialektische Methoden sind dabei wertvolle Werkzeuge, um dieses Gleichgewicht zu erreichen.

Workbook

Im Workbook finden Sie verschiedene Übungen, Fragen und Anleitungen, um sich selbst besser kennen zu lernen und sich weiterzuentwickeln. Es bietet einen strukturierten Ansatz, um persönliche Ziele zu setzen, Hindernisse zu überwinden und neue Fähigkeiten zu entwickeln.

Ein Workbook ist ein Arbeitsbuch, das verschiedene Bereiche abdeckt. Es dient als aktives Werkzeug zur Selbstreflexion, Selbsterkundung und Bewältigung alltäglicher Herausforderungen.

Selbstreflexion ist ein zentrales Element dieses Arbeitsbuches. Durch gezielte Fragen und Aufgaben werden Sie dazu angeregt, über Ihre Gedanken, Gefühle und Erfahrungen nachzudenken. Dadurch können Sie ein tieferes Verständnis für Ihre eigenen Stärken, Schwächen und Werte entwickeln.

Ein weiterer wichtiger Aspekt des Arbeitsbuches ist die Selbsterkundung. Hier werden Ihnen verschiedene Methoden und Techniken vorgestellt, um Ihre persönlichen Interessen, Leidenschaften und Ziele zu erkunden. Dies hilft Ihnen, Ihre eigenen Bedürfnisse und Wünsche besser zu verstehen und Entscheidungen zu treffen, die Ihren individuellen Vorlieben entsprechen.

Darüber hinaus bietet das Arbeitsbuch Herausforderungen für den Alltag. Das sind praktische Übungen oder Aktivitäten, die Sie herausfordern sollen, Ihre Komfortzone zu verlassen und neue Erfahrungen zu machen. Dies kann dazu beitragen, Ihre persönliche Entwicklung zu fördern, Selbstvertrauen aufzubauen und Ihren Horizont zu erweitern.

Ein Arbeitsbuch ist ein wertvolles Instrument für jeden, der an persönlichem Wachstum und Selbstverbesserung interessiert ist. Es bietet eine strukturierte und zugängliche Möglichkeit, sich mit den eigenen Gedanken, Gefühlen und Zielen auseinanderzusetzen und positive Veränderungen im Alltag herbeizuführen.

Zeitmanagement & Effizienz

Selbsterkundung

Sie müssen sich darüber im Klaren sein, welche Aktivitäten Ihre Zeit am meisten in Anspruch nehmen und Sie davon abhalten, Ihre Ziele zu verfolgen. Indem Sie Ihre größten „Zeiträuber“ identifizieren, können Sie gezielt Maßnahmen ergreifen, um sie zu minimieren oder zu beseitigen. Das könnten beispielsweise ständige Ablenkungen durch soziale Medien oder ineffiziente Arbeitsmethoden sein. Jeder von Ihnen hat unterschiedliche Zeitfallen und es lohnt sich, diese individuell zu erkennen, um effizienter zu werden.

Hier sind einige Fragen, die Ihnen helfen, Ihre größten Zeiträuber zu erkennen:

- Welche Aktivitäten rauben mir regelmäßig viel Zeit?
- Gibt es bestimmte Aufgaben, die ich immer wieder aufschiebe?
- Welche Ablenkungen fallen mir am häufigsten schwer, ihnen zu widerstehen?
- Gibt es Menschen oder Situationen, die meine Zeit beanspruchen, ohne dass ich einen Nutzen daraus ziehe?

Halten Sie die Ergebnisse im nachfolgenden Kasten fest:

Notizen:

Gleichzeitig sollten Sie sich darüber im Klaren sein, wofür Sie gerne mehr Zeit hätten. Es kann sich dabei um Hobbys, Weiterbildung, Zeit mit der Familie oder für persönliche Entspannung handeln. Wenn Sie sich bewusst machen, was Ihnen wichtig ist und wofür Sie Ihre Zeit wirklich einsetzen möchten, können Sie Prioritäten setzen und sich besser darauf konzentrieren. Halten Sie Ihre Gedanken in folgender Vorlage fest:

Nehmen Sie sich einen Moment Zeit, um darüber nachzudenken, wofür Sie gerne mehr Zeit hätten. Schreiben Sie die verschiedenen Bereiche auf, die Ihnen wichtig sind, wie Hobbys, Weiterbildung, Familie, persönliche Entspannung usw.

Bewerten Sie nun die einzelnen Bereiche nach ihrer Priorität für Sie. Verwenden Sie eine Skala von 1 bis 5, wobei 1 die niedrigste Priorität und 5 die höchste Priorität darstellt. Gehen Sie jeden Bereich durch und geben Sie ihm eine entsprechende Prioritätsbewertung.

Fragen Sie sich selbst, warum Sie diesen Bereichen eine bestimmte Priorität gegeben haben. Reflektieren Sie über Ihre Werte, Interessen und Ziele im Leben. Dies wird Ihnen helfen, Ihre Prioritäten besser zu verstehen.

Reflexion

Nachdem Sie Ihre größten Zeiträuber identifiziert und Ihre Wunschbereiche festgelegt haben, ist es wichtig, darüber nachzudenken, wie Sie als Mensch persönlich wachsen können, wenn Sie diese Aspekte in Ihr Leben integrieren. Überlegen Sie, welche Vorteile, aber auch welche Aufwände mit diesen Veränderungen einhergehen könnten.

Beispielhafte Reflexionsfragen, die Sie sich stellen können:

- Wie könnte sich meine Produktivität verbessern, wenn ich meine größten Zeiträuber reduziere?
- Welche Vorteile bringt es mit sich, wenn ich mehr Zeit für persönliche Entwicklung oder Beziehungen habe?
- Welche Aufwände und Opfer bin ich bereit, zu bringen, um mehr Zeit für meine Wunschbereiche zu schaffen?

Halten Sie die Ergebnisse im nachfolgenden Kasten fest:

Notizen:

Challenge

Um Ihre Zeit besser zu managen und Ihre gewünschten Tätigkeiten in Ihren Alltag zu integrieren, sollten Sie die Time-Boxing-Methode verwenden.

Zur Erinnerung: Time-Boxing bedeutet, bestimmte Zeitblöcke in Ihrem Kalender festzulegen und diese ausschließlich für eine bestimmte Tätigkeit zu reservieren.

Ihre Challenge besteht darin, mindestens 2 Stunden pro Woche für eine gewünschte Tätigkeit im Kalender einzuplanen. Das kann zum Beispiel die Zeit sein, die Sie für persönliche Entwicklung, kreative Projekte oder andere Prioritäten nutzen möchten. Wenn Sie diese Zeitblöcke fest in Ihren Kalender einplanen, zeigen Sie sich selbst und anderen, dass Ihnen diese Aktivitäten wichtig sind und dass Sie ihnen einen hohen Stellenwert einräumen.

Nutzen Sie diese Zeit bewusst und konzentriert, um an Ihren persönlichen Zielen zu arbeiten oder sich mit den Aktivitäten zu beschäftigen, die Ihnen Freude bereiten. Indem Sie regelmäßig Zeit für Ihre Wunschbereiche reservieren, integrieren Sie sie nachhaltig in Ihren Alltag und werden effizienter bei der Verwirklichung Ihrer Ziele.

Nutzen Sie dafür folgenden Wochenplan. Tragen Sie hier zunächst Ihre feststehenden Aufgaben für die kommende Woche ein. Entscheiden Sie dann, welche Tätigkeit Sie gerne in Ihren Alltag integrieren möchten. Wählen Sie dafür einen Zeitblock in Ihrem Wochenkalender aus. Das kann beispielsweise eine Stunde am Dienstagabend und eine Stunde am Samstagnachmittag sein. Wählen Sie Zeiten, die gut in Ihren aktuellen Zeitplan passen und die Sie kontinuierlich einhalten können.

Wochenplan: [Datum] - [Datum]

Montag
- [Uhrzeit] - [Uhrzeit]: ______________________
- [ ] - [ ]: ______________________
- [ ] - [ ]: ______________________
- [ ] - [ ]: ______________________

Dienstag
- [ ] - [ ]: ______________________
- [ ] - [ ]: ______________________
- [ ] - [ ]: ______________________

Mittwoch
- [ ] - [ ]: ______________________
- [ ] - [ ]: ______________________
- [ ] - [ ]: ______________________

Donnerstag
- [ ] - [ ]: ______________________
- [ ] - [ ]: ______________________
- [ ] - [ ]: ______________________

Freitag
- [ ] - [ ]: ______________________
- [ ] - [ ]: ______________________
- [ ] - [ ]: ______________________

Samstag
- [ ] - [ ]: ______________________
- [ ] - [ ]: ______________________
- [ ] - [ ]: ______________________

Sonntag
- [ ] - [ ]: ______________________
- [ ] - [ ]: ______________________
- [ ] - [ ]: ______________________

Notizen:

Vergessen Sie nicht, dass die Selbsterkundung und Reflexion kontinuierliche Prozesse sind. Es ist wichtig, regelmäßig zurückzuschauen, um Ihre Fortschritte zu bewerten und gegebenenfalls Anpassungen vorzunehmen. Nur so können Sie Ihr Zeitmanagement stetig verbessern und ein effizienteres und erfüllteres Leben führen.

Beziehung & Soziales Leben

Selbsterkundung

Zur Erinnerung: Eine wichtige Grundlage für ein erfülltes Beziehungs- und Sozialleben ist die Selbsterkundung. Es geht darum, dass Sie sich selbst besser kennen lernen und verstehen, welche Bedürfnisse und Vorlieben Sie in Bezug auf soziale Interaktionen haben.

Ein kurzer Selbsttest kann Ihnen helfen, Ihren eigenen sozialen Typ zu bestimmen. Dieser Test kann das Spektrum von „Einzelgänger" bis „kann nicht alleine sein" abdecken. Durch die Selbsteinschätzung können Sie herausfinden, wie viel Zeit Sie gerne alleine verbringen und wie wichtig Ihnen soziale Kontakte sind.

Beantworten Sie die folgenden Fragen ehrlich, um herauszufinden, welcher Sozialtyp Sie sind. Wählen Sie die Antwortoption, die am besten zu Ihren persönlichen Vorlieben und Gewohnheiten passt. Am Ende des Tests erhalten Sie eine Auswertung.

1. Wie fühlen Sie sich, wenn Sie längere Zeit alleine sind?
a) Sie genießen Ihre Zeit alleine und fühlen sich wohl dabei.
b) Sie fühlen sich manchmal einsam, aber meistens kommen Sie gut zurecht.
c) Sie fühlen sich unwohl und brauchen regelmäßige soziale Interaktion.

2. Wie oft suchen Sie bewusst die Gesellschaft anderer Menschen?
a) Selten, Sie bevorzugen es, Ihre Zeit alleine zu verbringen.
b) Gelegentlich, je nach Ihrer Stimmung und Ihren Bedürfnissen.
c) Häufig, Sie fühlen sich unwohl, wenn Sie längere Zeit alleine sind.

3. Wie wichtig sind Ihnen enge Freundschaften und regelmäßige soziale Kontakte?
a) Sie sind Ihnen wichtig, aber Sie bevorzugen wenige enge Beziehungen.
b) Sie schätzen sowohl enge Freundschaften als auch soziale Kontakte, aber in moderatem Maß.
c) Sie sind Ihnen äußerst wichtig und Sie pflegen viele soziale Kontakte und enge Beziehungen.

4. Wie fühlen Sie sich in größeren sozialen Gruppen oder auf Partys?
a) Sie fühlen sich unwohl und ziehen es vor, sich zurückzuziehen.
b) Sie können sich anpassen und fühlen sich meistens wohl.
c) Sie fühlen sich energetisiert und genießen die Gesellschaft anderer Menschen.

5. Wie reagieren Sie, wenn Sie eine freie Zeit haben, in der Sie sich entscheiden können, alleine zu sein oder sich mit anderen zu treffen?
a) Sie entscheiden sich oft dafür, alleine zu sein und Ihren persönlichen Interessen nachzugehen.
b) Sie entscheiden je nach Ihrer Stimmung und den verfügbaren Optionen.
c) Sie entscheiden sich fast immer dafür, sich mit anderen zu treffen und soziale Aktivitäten zu unternehmen.

Auswertung:
Zählen Sie die Anzahl der a)-, b)- und c)-Antworten, die Sie ausgewählt haben.

• Überwiegend a): Sie tendieren dazu, ein Einzelgänger zu sein. Sie schätzen Ihre Zeit alleine und ziehen es vor, persönlichen Interessen nachzugehen. Soziale Kontakte sind Ihnen wichtig, aber in begrenztem Umfang.

• Überwiegend b): Sie sind ein ausgewogener Sozialtyp. Sie schätzen sowohl Zeit alleine als auch soziale Interaktionen. Sie sind flexibel und passen sich den unterschiedlichen Bedürfnissen an.

• Überwiegend c): Sie sind ein geselliger Sozialtyp. Sie genießen die Gesellschaft anderer Menschen und legen großen Wert auf soziale Kontakte. Sie fühlen sich unwohl, wenn Sie längere Zeit alleine sind.

Hinweis:
Dabei ist zu beachten, dass jeder Mensch individuell ist und sich im Laufe der Zeit verändern kann. Dieser Selbsttest dient lediglich als grobe Einschätzung und kann Ihnen dabei helfen, Ihre eigenen Bedürfnisse und Präferenzen besser zu verstehen.

Reflexion

Der nächste Schritt ist die Reflexion der eigenen sozialen Beziehungen. Nehmen Sie sich Zeit, um darüber nachzudenken, welche Begegnungen Ihnen Kraft geben.

• Welche Menschen und Situationen geben Ihnen Energie und machen Sie glücklich?

Halten Sie die Ergebnisse im nachfolgenden Kasten fest:

Notizen:

Identifizieren Sie diese positiven Einflüsse in Ihrem Leben und pflegen Sie diese Beziehungen bewusst. Es ist auch hilfreich, darüber nachzudenken, welche Menschen oder Begegnungen Ihnen möglicherweise Kraft rauben. Manchmal gibt es Menschen oder Situationen, die uns negativ beeinflussen und uns Kraft kosten. Achten Sie darauf, wie Sie sich nach bestimmten Interaktionen fühlen, und überlegen Sie, ob es Veränderungen geben sollte, um Ihr Wohlbefinden zu steigern.

Challenge

Um Ihr Beziehungs- und Sozialleben zu stärken, gibt es einige Herausforderungen, denen Sie sich stellen können. Eine Idee ist, ein soziales Ereignis zu planen, das Ihnen Freude und Energie gibt. Das kann ein Treffen mit Freunden sein, bei dem Sie etwas unternehmen, das allen Spaß macht, wie z. B. ein Spieleabend, ein gemeinsamer Ausflug oder ein gemütliches Abendessen. Durch die aktive Planung solcher positiven sozialen Ereignisse stärken Sie Ihre sozialen Bindungen und bereichern Ihr Leben.

Eine weitere Herausforderung besteht darin, eine Me-Time-Stunde als Aktivität zu planen. Me-Time bezieht sich auf Zeit, die Sie bewusst für sich reservieren, um sich zu entspannen, neue Energie zu tanken und Ihren eigenen Interessen nachzugehen. Planen Sie zum Beispiel eine Stunde nur für sich ein, in der Sie etwas tun, was Ihnen Spaß macht, sei es Lesen, Sport zu treiben, zu meditieren oder einem Hobby nachzugehen. Wenn Sie sich regelmäßig Zeit für sich selbst nehmen, können Sie Ihr Wohlbefinden steigern und sich aufgeladen fühlen, um auch in sozialen Interaktionen präsent und ausgeglichen zu sein.

Verwenden Sie dafür folgenden Wochenplan. Nutzen Sie das rechte Notizfenster, um Ihre Gedanken, Gefühle und Erkenntnisse während der Woche festzuhalten. Reflektieren Sie über die positiven Auswirkungen Ihrer Me-Time-Aktivitäten und sozialen Ereignisse auf Ihr Wohlbefinden und Ihre Beziehungen.

Tag	Aufgabe	Fragestellung	Notiz
Montag	Me-Time-Stunde: Nehmen Sie sich eine Stunde Zeit, um in ein Buch zu tauchen und sich beim Lesen zu entspannen.	Wie haben Sie sich während dieser Stunde gefühlt? Welche Erkenntnisse oder Entspannung haben Sie daraus gewonnen?	
Dienstag	Soziales Ereignis: Planen Sie ein Treffen mit einem Freund oder einer Freundin. Gehen Sie gemeinsam spazieren, treffen Sie sich zum Kaffee oder unternehmen Sie eine andere Aktivität, die Ihnen beiden Freude bereitet.	Wie hat das Treffen Ihre Stimmung beeinflusst? Haben Sie sich nach dem Treffen energiegeladen oder inspiriert gefühlt?	
Mittwoch	Me-Time-Stunde: Widmen Sie sich einer kreativen Aktivität, die Ihnen Freude bereitet. Malen Sie, schreiben Sie in Ihr Tagebuch, spielen Sie ein Musikinstrument oder probieren Sie etwas Neues aus.	Wie hat das kreative Ausüben Ihrer Interessen Ihre Stimmung beeinflusst? Konnten Sie sich durch diese Aktivität entspannen und Ihre Kreativität entfalten?	

Donnerstag	Me-Time-Stunde: Gönnen Sie sich eine entspannende Yoga- oder Meditationsstunde. Nutzen Sie diese Zeit, um Ihren Geist zu beruhigen und Ihren Körper zu revitalisieren.	Welche Effekte hatten Yoga oder Meditation auf Ihren Geist und Körper? Fühlten Sie sich danach ausgeglichener oder ruhiger?
Freitag	Organisieren Sie einen Spieleabend mit Freunden. Spielen Sie Brettspiele, Kartenspiele oder Videospiele zusammen und genießen Sie die gemeinsame Zeit.	Wie haben Sie sich während des Spieleabends gefühlt? Welche Erinnerungen haben Sie geschaffen und wie hat es sich auf Ihre Beziehungen ausgewirkt?
Samstag	Me-Time-Stunde: Machen Sie einen Spaziergang in der Natur. Genießen Sie die frische Luft, die Stille und die Möglichkeit, Ihre Gedanken zu sortieren.	Wie haben Sie sich während des Spaziergangs gefühlt? Hat die Natur Ihre Stimmung oder Ihre Sichtweise auf etwas verändert?
Sonntag	Me-Time-Stunde: Füllen Sie die Badewanne mit warmem Wasser, zünden Sie Kerzen an, spielen Sie leise Musik und gönnen Sie sich ein entspannendes Bad. Sie können auch ätherische Öle oder Badesalze verwenden, um die Atmosphäre noch angenehmer zu gestalten.	Wie hat das Baden Ihre Stimmung beeinflusst? Konnten Sie sich durch diese Aktivität entspannen?

Denken Sie daran, dass dies nur ein Beispielplan ist. Sie können die Aktivitäten an Ihre persönlichen Vorlieben und Bedürfnisse anpassen. Nehmen Sie sich Zeit für sich selbst und pflegen Sie gleichzeitig Ihre Beziehungen zu anderen.

Kommunikation

Selbsterkundung

Kommunikation spielt eine entscheidende Rolle im zwischenmenschlichen Bereich und beeinflusst Ihre Beziehungen und Interaktionen. Bei ADHS kann es jedoch manchmal schwierig sein, effektiv zu kommunizieren. Eine Selbsterkundung kann Ihnen dabei helfen, sich bewusst zu werden, welche Bereiche der Kommunikation gut funktionieren und wo Verbesserungspotenzial besteht.

Bei der Selbsterkundung geht es darum, sich selbst zu reflektieren und zu erkennen, welche Aspekte der Kommunikation bereits gut funktionieren. Stellen Sie sich die Frage: „Was kann ich gut kommunizieren?" Vielleicht haben Sie festgestellt, dass Sie gut zuhören können, dass Sie empathisch auf andere eingehen können oder dass Sie sich klar ausdrücken können, wenn es um Ihre eigenen Bedürfnisse geht.

Gleichzeitig ist es wichtig, zu erkennen, in welchen Bereichen der Kommunikation Sie sich verbessern möchten.

Nehmen Sie sich einige Minuten Zeit, um über Ihre Kommunikationsfähigkeiten nachzudenken, und notieren Sie drei Bereiche, in denen Sie derzeit gut kommunizieren können. Überlegen Sie, welche Fähigkeiten, Eigenschaften oder Verhaltensweisen Ihnen dabei helfen, effektiv zu kommunizieren. Schreiben Sie Ihre Antworten auf.

1. Bereich, in dem ich gut kommunizieren kann: ________________
- Welche Fähigkeiten/Eigenschaften helfen mir dabei?

____

____

2. Bereich, in dem ich gut kommunizieren kann: ________________
- Welche Fähigkeiten/Eigenschaften helfen mir dabei?

____

____

3. Bereich, in dem ich gut kommunizieren kann: ________________
- Welche Fähigkeiten/Eigenschaften helfen mir dabei?

____

____

Denken Sie nun über die Bereiche nach, in denen Sie sich in Ihrer Kommunikation verbessern möchten. Notieren Sie drei Bereiche, in denen Sie gerne besser kommunizieren könnten. Überlegen Sie, welche spezifischen Schwierigkeiten oder Herausforderungen Sie in diesen Bereichen haben und was Sie gerne verbessern würden. Schreiben Sie Ihre Antworten auf.

1. Bereich, in dem ich mich verbessern möchte: ______________

- Spezifische Schwierigkeiten/Herausforderungen:

____

____

- Was möchte ich gerne verbessern?

____

____

2. Bereich, in dem ich mich verbessern möchte: ______________

- Spezifische Schwierigkeiten/Herausforderungen:

____

____

- Was möchte ich gerne verbessern?

____

____

3. Bereich, in dem ich mich verbessern möchte: ______________

- Spezifische Schwierigkeiten/Herausforderungen:

____

____

- Was möchte ich gerne verbessern?

____

____

Vielleicht möchten Sie lernen, Ihre Gedanken und Ideen strukturierter zu vermitteln, Ihre Meinung selbstbewusster zu äußern oder in stressigen Situationen ruhiger und klarer zu kommunizieren.

Reflexion

Bei der Reflexion geht es darum, bewusst zu erkennen, in welche Kommunikationsfallen Sie möglicherweise geraten.
Fragen Sie sich:

- „Wo lasse ich mich in Dinge verwickeln, die ich eigentlich nicht möchte oder die nicht meine Priorität sind?“

Halten Sie die Ergebnisse im nachfolgenden Kasten fest:

Notizen:

Menschen mit ADHS können dazu neigen, sich leicht ablenken zu lassen oder impulsiv in Gespräche einzusteigen, die sie eigentlich vermeiden möchten. Achten Sie darauf, ob Sie sich manchmal in langwierige Diskussionen oder Debatten verstricken, obwohl Sie Ihre Zeit und Energie lieber für andere Dinge nutzen möchten.

Challenge

Als nächster Schritt könnten Sie sich einer Herausforderung stellen, um Ihre Kommunikationsfähigkeiten zu verbessern. Eine Idee könnte sein, für eine Woche lang jeden Tag klar und direkt zu kommunizieren, ohne Umwege oder Kompromisse einzugehen. Versuchen Sie, Ihre Gedanken und Bedürfnisse offen und ehrlich auszudrücken, während Sie gleichzeitig respektvoll bleiben.

Diese Challenge ermöglicht es Ihnen, bewusst an Ihrer Kommunikation zu arbeiten und Ihre Stärken weiterzuentwickeln. Sie könnten zum Beispiel daran arbeiten, klare Grenzen zu setzen, Ihre Prioritäten zu kommunizieren oder Ihre Meinung offen auszusprechen. Nehmen Sie sich Zeit, um zu reflektieren, wie sich diese direkte Kommunikation auf Ihre Beziehungen und Ihr Wohlbefinden auswirkt.

Hier ist ein strukturierter 1-Wochen-Plan, um Ihre direkte Kommunikation zu verbessern:

Tag	Aufgabe	Notizen
Montag	• Setzen Sie sich das Ziel, in Ihren Gesprächen heute klar und direkt zu kommunizieren. • Beachten Sie, dass Sie keine Umwege oder Kompromisse eingehen möchten. • Üben Sie, Ihre Gedanken und Bedürfnisse offen und ehrlich auszudrücken. • Reflektieren Sie am Ende des Tages, wie sich Ihre Kommunikation auf Ihre Interaktionen ausgewirkt hat.	
Dienstag	• Machen Sie eine Liste der wichtigsten Punkte, die Sie heute in Gesprächen klar kommunizieren möchten. • Halten Sie sich während Ihrer Unterhaltungen bewusst an diese Punkte. • Achten Sie darauf, respektvoll zu bleiben, während Sie Ihre Meinung äußern. • Nehmen Sie sich Zeit, um die Reaktionen der Menschen um Sie herum zu beobachten und zu reflektieren.	
Mittwoch	• Fokussieren Sie sich heute darauf, klare Grenzen zu setzen. • Sagen Sie deutlich, was Sie akzeptieren und was nicht, ohne Kompromisse einzugehen. • Seien Sie darauf bedacht, Ihre Botschaften respektvoll zu vermitteln und auf mögliche Konflikte vorbereitet zu sein. • Überdenken Sie Ihre Erfahrungen und den Einfluss Ihrer klaren Kommunikation am Ende des Tages.	

Donnerstag	• Nutzen Sie den heutigen Tag, um Ihre Prioritäten klar zu kommunizieren. • Teilen Sie anderen Menschen mit, was Ihnen wichtig ist und was Ihre Hauptanliegen sind. • Seien Sie bereit, auf mögliche Widerstände zu reagieren und Ihre Prioritäten zu verteidigen, ohne dabei von Ihrem klaren Kommunikationsstil abzuweichen. • Reflektieren Sie, wie sich das klare Kommunizieren Ihrer Prioritäten auf Ihre Effektivität und Ihren Einfluss auswirkt.
Freitag	• Heute geht es darum, Ihre Meinung offen auszusprechen. • Erlauben Sie sich, Ihre Gedanken und Überzeugungen ohne Zurückhaltung zu teilen. • Bleiben Sie dabei jedoch respektvoll und hören Sie auch auf die Meinungen anderer. • Nehmen Sie sich am Ende des Tages Zeit, um die Auswirkungen Ihrer offenen Meinungsäußerung auf Ihre Beziehungen und Ihr persönliches Wachstum zu reflektieren.

Samstag	• Praktizieren Sie heute die direkte Kommunikation in schwierigen Situationen. • Finden Sie Möglichkeiten, unangenehme Themen anzusprechen oder Konflikte zu lösen. • Bemühen Sie sich, einen lösungsorientierten Ansatz zu verfolgen und nach gemeinsamen Grounds zu suchen. • Überdenken Sie am Ende des Tages, wie Ihre direkte Kommunikation dazu beigetragen hat, Konflikte zu bewältigen und Ihre Beziehungen zu stärken.
Sonntag	• Reflektieren Sie über die gesamte Woche hinweg, wie sich Ihre direkte Kommunikation auf Ihre Beziehungen und Ihr Wohlbefinden ausgewirkt hat. • Identifizieren Sie Ihre Stärken und Bereiche, in denen Sie noch wachsen können. • Planen Sie, Ihre verbesserten Kommunikationsfähigkeiten auch nach dieser Woche beizubehalten und weiterzuentwickeln.

Denken Sie daran, dass dieser 1-Wochen-Plan eine Herausforderung ist, die Ihnen dabei helfen soll, bewusst an Ihrer Kommunikation zu arbeiten. Nehmen Sie sich die Zeit, um zu reflektieren, zu lernen und sich weiterzuentwickeln.

Berufsleben

Selbsterkundung

Das Berufsleben kann für Menschen mit ADHS eine besondere Herausforderung darstellen, da sie oft mit impulsivem Verhalten, Konzentrationsproblemen und einer Vorliebe für Abwechslung konfrontiert sind. Um jedoch ein erfüllendes und erfolgreiches Arbeitsleben zu führen, ist es wichtig, sich mit sich selbst auseinanderzusetzen und Ihre individuellen Bedürfnisse, Interessen und Stärken zu erkunden.

Identifizieren Sie Ihre Interessen und Leidenschaften
Nehmen Sie sich Zeit, um über Ihre Interessen und Leidenschaften nachzudenken. Schreiben Sie eine Liste von Aktivitäten, die Ihnen Freude bereiten und bei denen Sie sich lebendig fühlen. Dies können Hobbys, berufliche Tätigkeiten oder andere Bereiche sein, die Ihre Aufmerksamkeit und Begeisterung wecken.

Beispiel:
- Musik hören und spielen
- Zeichnen und Malen
- Problemlösung und Rätsel
- Lesen und Schreiben
- Sport und körperliche Aktivitäten
- Teamarbeit und Zusammenarbeit

Analysieren Sie Ihre Stärken und Fähigkeiten
Machen Sie sich bewusst, über welche Stärken und Fähigkeiten Sie verfügen. Diese können sowohl berufsbezogen als auch persönlich sein. Überlegen Sie, was Ihnen leichtfällt und in welchen Bereichen Sie besonders gut sind.

Beispiel:
- Kreativität und originelle Ideen
- Schnelle Auffassungsgabe
- Flexibilität und Anpassungsfähigkeit
- Kommunikations- und Teamfähigkeit
- Problemlösungskompetenz
- Einfühlungsvermögen und Empathie

Verknüpfen Sie Interessen, Leidenschaften und Stärken
Versuchen Sie, Ihre Interessen, Leidenschaften und Stärken miteinander in Verbindung zu bringen. Überlegen Sie, welche Berufe oder Tätigkeiten diese Aspekte kombinieren könnten. Denken Sie dabei auch über mögliche Berufsfelder hinaus und betrachten Sie verschiedene Möglichkeiten.

Beispiel:

- Musiktherapeut/in: Nutzen Sie Ihre Leidenschaft für Musik, um Menschen mit besonderen Bedürfnissen zu helfen und ihnen zu einer besseren Lebensqualität zu verhelfen.
- Grafikdesigner/in: Verwenden Sie Ihre kreativen Fähigkeiten, um visuelle Kommunikationskonzepte zu entwickeln und Ideen zum Leben zu erwecken.
- Teamtrainer/in: Nutzen Sie Ihre Kommunikations- und Teamfähigkeiten, um Teams in Unternehmen zu unterstützen und zu motivieren.
- Journalist/in: Setzen Sie Ihre Liebe zum Schreiben und Ihre Neugierde ein, um spannende Geschichten zu recherchieren und zu erzählen.

Halten Sie die Ergebnisse im nachfolgenden Kasten fest:

Notizen:

Selbsterkundung spielt eine zentrale Rolle, um herauszufinden, wofür Sie wirklich brennen. Sie sind oft leidenschaftlich und haben eine Fülle von Interessen und Begeisterungen. Es ist wichtig, sich die Zeit zu nehmen, um diese Interessen zu identifizieren und zu verstehen, was Sie wirklich antreibt. Vielleicht ist es die Kreativität, das Lösen von Problemen, das Arbeiten im Team oder der Drang nach ständiger Herausforderung. Indem Sie sich mit Ihren inneren Antrieben auseinandersetzen, können Sie einen Beruf finden, der besser zu Ihren eigenen Stärken und Vorlieben passt.

Reflexion

Überlegen Sie, ob Ihre derzeitige Arbeit Ihren individuellen Stärken und Fähigkeiten entspricht. Menschen mit ADHS können in bestimmten Bereichen brillant sein, z. B. in kreativen oder dynamischen Arbeitsumgebungen. Es ist sinnvoll, darüber nachzudenken, ob Ihre derzeitige Arbeit Ihnen die

Möglichkeit bietet, diese Stärken zu nutzen, und ob sie Sie täglich erfüllt. Gleichzeitig sollten Sie sich fragen, ob Ihre Wünsche und Träume mit Ihrem derzeitigen Berufsalltag vereinbar sind. Gehen Sie dazu auf folgende Fragen ein:

1. **Welche Stärken und Fähigkeiten habe ich?** Machen Sie eine Liste Ihrer persönlichen Stärken, Talente und Fähigkeiten. Berücksichtigen Sie dabei auch Bereiche, in denen Menschen mit ADHS oft brillant sind, wie Kreativität, schnelle Auffassungsgabe, Flexibilität oder Energie.
2. **In welchen Bereichen meiner derzeitigen Arbeit kann ich meine Stärken und Fähigkeiten einsetzen?** Analysieren Sie Ihre aktuelle Arbeit und identifizieren Sie die Aufgaben oder Projekte, bei denen Sie Ihre Stärken optimal nutzen können. Gibt es kreative oder dynamische Aspekte Ihrer Arbeit, die Ihnen besonders gut gefallen und in denen Sie sich auszeichnen?
3. **Erfüllt mich meine derzeitige Arbeit?** Überlegen Sie, ob Ihre Arbeit Sie täglich erfüllt und Ihnen ein Gefühl der Zufriedenheit gibt. Berücksichtigen Sie dabei sowohl die Aufgaben, die Sie gerne erledigen, als auch die allgemeine Arbeitsumgebung und das Arbeitsklima.
4. **Sind meine Wünsche und Träume mit meinem derzeitigen Berufsalltag vereinbar?** Reflektieren Sie Ihre langfristigen Ziele, Wünsche und Träume im Hinblick auf Ihre berufliche Entwicklung. Stellen Sie sich die Frage, ob Ihre derzeitige Arbeit Ihnen genügend Möglichkeiten bietet, Ihre Ziele zu erreichen, oder ob sie möglicherweise im Konflikt mit Ihren Vorstellungen steht.
5. **Welche Veränderungen könnten vorgenommen werden, um meine Stärken besser einzusetzen?** Denken Sie über mögliche Anpassungen oder Veränderungen in Ihrer aktuellen Arbeit nach, um Ihre individuellen Stärken und Fähigkeiten besser einzubringen. Betrachten Sie auch alternative Karrieremöglichkeiten oder Arbeitsumgebungen, die besser zu Ihnen passen könnten.
6. **Welche Schritte kann ich unternehmen, um eine erfüllendere berufliche Situation zu erreichen?** Überlegen Sie, welche konkreten Schritte Sie unternehmen können, um eine berufliche Situation zu erreichen, die besser zu Ihren Stärken, Fähigkeiten und langfristigen Zielen passt. Erwägen Sie Weiterbildungen, Umschulungen oder den Austausch mit beruflichen Mentoren oder Fachleuten.

Halten Sie die Ergebnisse im nachfolgenden Kasten fest:

Notizen:

Challenge

Die Herausforderung besteht darin, dass Sie einen 12-Monats-Plan erstellen, um Ihr Hobby, Ihre Stärke oder Ihre Leidenschaft zu monetarisieren. Für Menschen mit ADHS kann es von Vorteil sein, ihre Hobbys oder Stärken in einen Beruf umzuwandeln, der ihnen sowohl Freude bereitet als auch finanziell tragfähig ist. Dies erfordert oft Kreativität und die Fähigkeit, innovative Wege zur Nutzung der eigenen Fähigkeiten zu finden. Ein solcher Plan kann die Ermittlung möglicher Berufsfelder, die Entwicklung von Fähigkeiten oder die Suche nach Weiterbildungsmöglichkeiten umfassen. Sie sollten sich realistische Ziele setzen und kleine Schritte unternehmen, um die gewünschte berufliche Veränderung zu erreichen.

Das Berufsleben mit ADHS erfordert Selbstreflexion, Ehrlichkeit und die Bereitschaft, Herausforderungen anzunehmen. Durch das Erkennen Ihrer Interessen, Stärken und Leidenschaften und die Entwicklung eines Plans, diese in Geld umzusetzen, kann Ihnen ein erfüllendes und erfolgreiches Berufsleben ermöglicht werden, das Ihren individuellen Bedürfnissen entspricht. Es ist ratsam, geduldig zu sein, sich selbst zu akzeptieren und die Unterstützung anderer zu suchen, um den gewünschten Berufsweg einzuschlagen.

12-Monats-Plan zur Monetarisierung Ihrer Leidenschaft

Monat 1: Erkundung und Bewertung

- Was ist Ihr Hobby, Ihre Stärke oder Ihre Leidenschaft?
- Machen Sie eine Bestandsaufnahme Ihrer Fähigkeiten und Kenntnisse in diesem Bereich.
- Recherchieren Sie verschiedene Berufsfelder, die mit Ihrer Leidenschaft verbunden sein könnten.
- Erstellen Sie eine Liste potenzieller Möglichkeiten, wie Sie Ihre Leidenschaft monetarisieren könnten.
- Bewertung der finanziellen Tragfähigkeit jeder Option.
- Wählen Sie die vielversprechendsten Berufsfelder aus, die sowohl finanziell tragfähig als auch für Sie persönlich interessant sind.

Monat 2: Fähigkeiten-Entwicklung

- Identifizieren Sie die Schlüsselfähigkeiten, die Sie für den gewählten Beruf benötigen.
- Machen Sie eine Lückenanalyse, um festzustellen, welche Fähigkeiten Sie bereits besitzen und welche Sie noch entwickeln müssen.
- Planen Sie konkrete Schritte zur Entwicklung der erforderlichen Fähigkeiten.
- Erkunden Sie Weiterbildungsmöglichkeiten wie Kurse, Workshops oder Mentoring, um Ihre Fähigkeiten zu verbessern.
- Legen Sie einen Zeitplan fest, um kontinuierlich an der Entwicklung Ihrer Fähigkeiten zu arbeiten.

Monat 3: Marktanalyse

- Untersuchen Sie den Markt für das von Ihnen gewählte Berufsfeld.
- Analysieren Sie die Nachfrage nach den von Ihnen angebotenen Produkten oder Dienstleistungen.
- Identifizieren Sie potenzielle Zielgruppen und Kunden.
- Recherchieren Sie Ihre Wettbewerber und analysieren Sie deren Angebote und Preise.
- Identifizieren Sie Ihr Alleinstellungsmerkmal und wie Sie sich von der Konkurrenz abheben können.

Monat 4: Branding und Marketing

- Entwickeln Sie eine starke Marke, die Ihre Persönlichkeit und Ihre Leidenschaft widerspiegelt.
- Erstellen Sie ein Logo und entwickeln Sie ein einheitliches Erscheinungsbild für Ihre Marke.
- Erstellen Sie eine Website oder einen Blog, um Ihre Produkte oder Dienstleistungen zu präsentieren.
- Erstellen Sie Profile auf relevanten Social-Media-Plattformen und beginnen Sie, Inhalte zu teilen, die Ihre Zielgruppe ansprechen.
- Entwickeln Sie eine Marketingstrategie, um potenzielle Kunden auf sich aufmerksam zu machen.

Monat 5: Networking und Kooperationen

- Suchen Sie nach Netzwerkmöglichkeiten in Ihrem Berufsfeld.
- Besuchen Sie Veranstaltungen, Messen oder Konferenzen, um Gleichgesinnte und potenzielle Geschäftspartner zu treffen.
- Knüpfen Sie Kontakte zu Influencern oder Experten in Ihrem Bereich.
- Erwägen Sie Zusammenarbeit oder Kooperationen mit anderen Fachleuten, um Ihr Angebot zu erweitern oder neue Märkte zu erschließen.

Monat 6: Kundenakquise

- Erstellen Sie eine Liste potenzieller Kunden oder Zielgruppen.
- Entwickeln Sie eine Strategie zur Kundenakquise, z. B. durch gezielte Marketingkampagnen, Empfehlungen oder persönliche Kontaktaufnahme.
- Bieten Sie kostenlose Proben, Testversionen oder Beratungssitzungen an, um potenzielle Kunden von Ihren Produkten oder Dienstleistungen zu überzeugen.
- Überarbeiten Sie regelmäßig Ihre Kundenakquise-Strategie und passen Sie diese an die Bedürfnisse Ihrer Zielgruppe an.

Monate 7 bis 12: Kontinuierliches Wachstum und Anpassung

- Analysieren Sie regelmäßig Ihre Ergebnisse und den Erfolg Ihrer monetarisierten Leidenschaft.
- Passen Sie Ihre Strategie und Taktik an, um auf neue Trends oder Kundenbedürfnisse zu reagieren.
- Suchen Sie kontinuierlich nach Möglichkeiten zur Weiterentwicklung Ihrer Fähigkeiten und zur Verbesserung Ihres Angebots.
- Seien Sie geduldig und beharrlich, da der Aufbau eines erfolgreichen Geschäfts Zeit und Anstrengung erfordert.

Hinweis:
Während des gesamten 12-Monats-Plans ist es wichtig, dass Sie sich realistische Ziele setzen, kleine Schritte unternehmen und kontinuierlich an der Umsetzung Ihres Plans arbeiten. Halten Sie Ihre Fortschritte fest, feiern Sie Ihre Erfolge und bleiben Sie motiviert, während Sie Ihre Leidenschaft in einen finanziell tragfähigen Beruf umwandeln.

FINANZEN

Selbsterkundung

Finanzen spielen eine wichtige Rolle im Leben eines jeden Menschen, unabhängig von seinen individuellen Umständen. Für Menschen mit ADHS können finanzielle Angelegenheiten jedoch eine zusätzliche Herausforderung darstellen.

Definieren Sie Ihre langfristigen finanziellen Ziele:
Überlegen Sie, was Sie langfristig mit Ihren Finanzen erreichen möchten. Möchten Sie Schulden abbauen, ein finanzielles Polster aufbauen, für die Zukunft vorsorgen oder ein eigenes Unternehmen gründen? Schreiben Sie Ihre Ziele klar und konkret auf.

Identifizieren Sie Ihre kurzfristigen Schritte:
Überlegen Sie, welche konkreten Schritte Sie in den nächsten Monaten oder Jahren unternehmen können, um Ihre langfristigen Ziele zu erreichen. Hier sind einige Beispiele:

- Budgetierung: Erstellen Sie einen Haushaltsplan, um Ihre Einnahmen und Ausgaben zu verfolgen und sicherzustellen, dass Sie Ihr Geld sinnvoll einsetzen.
- Sparen: Legen Sie einen bestimmten Prozentsatz Ihres Einkommens beiseite, um ein finanzielles Polster aufzubauen. Automatisieren Sie Ihre Sparvorgänge, um es einfacher zu machen.
- Schuldenabbau: Entwickeln Sie einen Plan, um Ihre Schulden zu reduzieren. Priorisieren Sie die Rückzahlung von Schulden mit hohen Zinsen und überlegen Sie, ob Konsolidierung oder Umschuldung eine Option für Sie ist.
- Zusätzliche Einkommensquellen: Überlegen Sie, ob es Möglichkeiten gibt, zusätzliches Einkommen zu generieren. Dies kann durch Teilzeitarbeit, freiberufliche Tätigkeiten oder die Entwicklung einer Geschäftsidee geschehen.

Erstellen Sie Strukturen und Routinen:
Menschen mit ADHS können von Strukturen und Routinen profitieren. Erstellen Sie einen festen Zeitplan für Ihre finanziellen Aktivitäten, z. B. das Überprüfen Ihrer Ausgaben, das Bezahlen von Rechnungen oder das Überwachen Ihrer Sparfortschritte. Automatisieren Sie so viele Aufgaben wie möglich, um Ihre Finanzen zu vereinfachen.

Es ist für Sie wichtig, zu wissen, dass jeder Mensch anders ist und dass es einige Anpassungen und Experimente braucht, um herauszufinden, welche Strategien für Sie am besten funktionieren. Seien Sie geduldig, verfolgen Sie Ihre Ziele und seien Sie stolz auf Ihre Fortschritte, auch wenn sie noch so klein sind.

Reflexion

Machen Sie sich bewusst, welche Stärken und Fähigkeiten Sie bereits besitzen, die Ihnen dabei helfen können, Ihre finanziellen Ziele zu erreichen. Vielleicht sind Sie kreativ in der Problemlösung, besitzen gute analytische Fähigkeiten oder haben einen starken Willen, um finanzielle Entscheidungen umzusetzen. Identifizieren Sie diese Stärken und überlegen Sie, wie Sie sie gezielt einsetzen können.

Seien Sie ehrlich zu sich selbst und erkennen Sie, in welchen Bereichen Sie sich möglicherweise noch selbst sabotieren. Das kann beispielsweise impulsives Ausgeben, Aufschieben von wichtigen Finanzentscheidungen oder das Ignorieren von Problemen sein. Identifizieren Sie diese Muster und überlegen Sie, wie Sie sie überwinden können.

Reflexionsfragen zur Identifizierung von Stärken und Fähigkeiten:

- Welche spezifischen Fähigkeiten und Stärken besitze ich bereits, die mir helfen können, meine finanziellen Ziele zu erreichen?
- Bin ich kreativ in der Problemlösung? Kann ich alternative Wege finden, um meine finanziellen Ziele zu erreichen?
- Besitze ich gute analytische Fähigkeiten? Kann ich Finanzinformationen verstehen und daraus fundierte Entscheidungen ableiten?
- Habe ich einen starken Willen und Durchhaltevermögen, um finanzielle Entscheidungen umzusetzen? Wie erhalte ich meine Motivation aufrecht?
- Welche anderen Stärken und Ressourcen habe ich, die mir helfen können, meine finanziellen Ziele zu erreichen? Zum Beispiel ein starkes Netzwerk, Fachwissen in bestimmten Bereichen oder gute kommunikative Fähigkeiten.

Reflexionsfragen zur Identifizierung von selbstsabotierenden Verhaltensweisen:

- In welchen Bereichen sabotiere ich mich möglicherweise selbst in Bezug auf meine finanziellen Ziele?
- Neige ich dazu, impulsiv Geld auszugeben, ohne die langfristigen Auswirkungen zu berücksichtigen? Wenn ja, in welchen Situationen tritt dieses Verhalten besonders häufig auf?
- Schiebe ich wichtige Finanzentscheidungen immer wieder auf? Welche Hindernisse oder Ängste könnten dahinterstecken?
- Ignoriere ich finanzielle Probleme oder schiebe ich sie beiseite, anstatt sie anzugehen? Warum könnte das der Fall sein?
- Gibt es bestimmte Muster oder Gewohnheiten, die meine finanziellen Ziele behindern? Wenn ja, welche sind das und wie beeinflussen sie meine Fortschritte?

Reflexionsfragen zur Überwindung selbstsabotierender Verhaltensweisen:

- Welche konkreten Schritte kann ich unternehmen, um impulsives Ausgeben zu reduzieren? Welche Strategien helfen mir, bewusster mit meinen finanziellen Entscheidungen umzugehen?
- Wie kann ich meine Tendenz, wichtige Finanzentscheidungen aufzuschieben, überwinden? Welche Techniken oder Unterstützung könnten mir dabei helfen, diese Entscheidungen rechtzeitig zu treffen?
- Wie kann ich mich dazu motivieren, finanzielle Probleme anzugehen und nicht zu ignorieren? Welche Ressourcen oder Hilfsmittel stehen mir zur Verfügung, um Unterstützung und Lösungen zu finden?
- Welche neuen Gewohnheiten oder Routinen kann ich entwickeln, um selbstsabotierende Muster zu durchbrechen und meine finanziellen Ziele effektiv zu verfolgen?
- Kann ich ein unterstützendes soziales Netzwerk aufbauen oder mich anderen Menschen anschließen, die ähnliche finanzielle Ziele verfolgen? Wie können sie mich dabei unterstützen, selbstsabotierendes Verhalten zu überwinden und meine finanziellen Ziele zu erreichen?

Halten Sie die Ergebnisse im nachfolgenden Kasten fest:

Notizen:

Challenge

Setzen Sie sich ein spezifisches und realistisches Sparziel, das zu Ihren langfristigen Zielen passt. Zum Beispiel könnten Sie sich vornehmen, jeden Monat einen bestimmten Betrag zu sparen oder eine bestimmte Schuld abzuzahlen. Definieren Sie dieses Ziel klar und schreiben Sie es auf.

Sparziel: „Mein Sparziel ist es, jeden Monat einen bestimmten Betrag zu sparen, um meine langfristigen finanziellen Ziele zu erreichen. Dies wird mir helfen, eine solide finanzielle Grundlage aufzubauen und meine finanzielle Stabilität zu verbessern."

- Monatliches Sparziel: ______________
- Langfristiges Sparziel: ______________

Erstellen Sie zudem einen Action-Step-Plan mit smarten Zielen, die konkrete Schritte enthalten, um Ihr Sparziel zu erreichen. Verwenden Sie das SMART-Prinzip: spezifisch, messbar, erreichbar, relevant und zeitgebunden. Zum Beispiel könnten Sie festlegen, dass Sie jeden Monat 10 % Ihres Einkommens beiseitelegen und regelmäßig Ihren Fortschritt überprüfen.

Action-Step-Plan:

1. Spezifisch: Definieren Sie klar, wie viel Geld Sie jeden Monat sparen möchten und für welchen Zweck.

- Wie viel Geld werde ich jeden Monat sparen?

____

____

- Welchen Zweck hat das gesparte Geld?

____

____

2. Messbar: Stellen Sie sicher, dass Ihr Sparziel quantifizierbar ist und Sie Ihren Fortschritt überwachen können.

- Wie werde ich meinen Fortschritt messen?

____

____

- Welche Tools oder Methoden werde ich verwenden, um meinen Fortschritt zu verfolgen?

____

____

3. Erreichbar: Stellen Sie sicher, dass Ihr Sparziel realistisch und erreichbar ist, basierend auf Ihrem Einkommen und Ihren Ausgaben.

- Ist mein Sparziel realistisch und erreichbar?

___

___

- Welche Anpassungen könnte ich vornehmen, um es erreichbar zu machen?

___

___

4. Relevant: Stellen Sie sicher, dass Ihr Sparziel mit Ihren langfristigen finanziellen Zielen und Werten übereinstimmt.

- Wie passt mein Sparziel zu meinen langfristigen finanziellen Zielen?

___

___

- Warum ist es wichtig, dieses Sparziel zu erreichen?

___

___

5. Zeitgebunden: Legen Sie einen klaren Zeitrahmen fest, um Ihr Sparziel zu erreichen und Ihren Fortschritt regelmäßig zu überprüfen.

- Bis wann möchte ich mein Sparziel erreichen?

___

___

- Wie oft werde ich meinen Fortschritt überprüfen?

___

___

Seien Sie geduldig mit sich selbst und schätzen Sie kleine Fortschritte. Finanzielle Veränderungen erfordern Zeit und Ausdauer. Suchen Sie bei Bedarf nach Unterstützung, sei es durch Finanzberater, Bücher über Finanzmanagement oder unterstützende Gemeinschaften. Mit einer bewussten Selbstreflexion und einem gut durchdachten Plan können Sie Ihre Finanzen bei ADHS erfolgreich in den Griff bekommen.

ALLTAGSMANAGEMENT

Selbsterkundung

Ein zentraler Bestandteil der Alltagsbewältigung bei ADHS ist die Selbsterkenntnis. Es ist gut, sich selbst zu kennen und zu verstehen, um Ihre Zeit und Ihre Ressourcen effektiv einteilen zu können. Nehmen Sie sich Zeit, um über Ihre Stärken, Schwächen, Vorlieben und Abneigungen nachzudenken. Welche sind Ihre persönlichen Ziele und Prioritäten? Was sind Ihre Aufgaben für die kommende Woche?

Anleitung zur Selbstreflexion und Priorisierung:
Selbsterkundung:
Nehmen Sie sich Zeit, um über Ihre Stärken, Schwächen, Vorlieben und Abneigungen nachzudenken. Denken Sie darüber nach, welche Aktivitäten Ihnen leichtfallen und welche Ihnen mehr Schwierigkeiten bereiten. Reflektieren Sie auch über Ihre persönlichen Ziele und Prioritäten. Was ist Ihnen wichtig im Leben und welche Ziele möchten Sie erreichen?

Identifizierung der Aufgaben:
Basierend auf Ihrer Selbstreflexion überlegen Sie, welche konkreten Aufgaben Sie in der kommenden Woche erledigen müssen oder erledigen wollen. Schreiben Sie diese Aufgaben in die vorgesehenen Felder und achten Sie darauf, dass sie realistisch und erreichbar sind.

Zeitbedarf einschätzen:
Überlegen Sie sich für jede Aufgabe, wie viel Zeit Sie voraussichtlich benötigen werden. Seien Sie dabei realistisch und berücksichtigen Sie auch Pausen und eventuelle Unterbrechungen. Notieren Sie den Zeitbedarf neben jeder Aufgabe.

Ziele setzen:
Formulieren Sie für jede Aufgabe ein konkretes Ziel. Was möchten Sie mit dieser Aufgabe erreichen? Indem Sie klare Ziele setzen, behalten Sie den Fokus und können Ihre Fortschritte besser verfolgen. Schreiben Sie das Ziel neben jeder Aufgabe auf.

Priorisierung
Betrachten Sie nun Ihre Liste der Aufgaben und überlegen Sie, welche Aufgaben für Sie besonders wichtig sind. Welche Aufgaben sollten zuerst erledigt werden? Nummerieren Sie die Aufgaben entsprechend ihrer Priorität, wobei die Nummer 1 die höchste Priorität hat.

Verwenden Sie dafür folgende Vorlage:

1. Aufgabe: ______________________________
Zeitbedarf: ______________________________
Ziel: ______________________________

2. Aufgabe: ______________________________
Zeitbedarf: ______________________________
Ziel: ______________________________

3. Aufgabe: ______________________________
Zeitbedarf: ______________________________
Ziel: ______________________________

4. Aufgabe: ______________________________
Zeitbedarf: ______________________________
Ziel: ______________________________

Durch die Priorisierung behalten Sie den Überblick über Ihre Aufgaben und können Ihre Zeit und Ressourcen effektiv einteilen. Konzentrieren Sie sich auf die wichtigsten Aufgaben und arbeiten Sie Schritt für Schritt an der Erreichung Ihrer Ziele.

Reflexion

Fragen Sie sich selbst, wo Sie sich unnötig Zeit rauben. Identifizieren Sie Ablenkungen oder Zeitfresser in Ihrem Alltag und überlegen Sie, wie Sie damit umgehen können. Nehmen Sie sich dafür Zeit und notieren Sie die Hauptquellen der Ablenkung oder Zeitverschwendung, um eine klare Vorstellung davon zu bekommen, wo Sie ansetzen müssen. Eine Möglichkeit, Ihre Zeit effektiv zu nutzen, ist das Time-Boxing. Dabei teilen Sie Ihre Zeit in festgelegte Intervalle ein und reservieren bestimmte Zeitfenster für bestimmte Aufgaben. Auf diese Weise behalten Sie den Fokus und minimieren Ablenkungen.

Folgende Reflexionsfragen können Ihnen dabei helfen:

Reflexionsfragen:

- Wo verbringe ich unnötig viel Zeit und fühle mich hinterher frustriert oder unproduktiv?
- Welche Ablenkungen oder Zeitfresser treten regelmäßig in meinem Alltag auf?
- Welche Aktivitäten oder Gewohnheiten rauben mir Zeit, ohne einen wirklichen Nutzen zu bringen?
- Gibt es bestimmte Internetseiten, Apps oder soziale Medien, die mich oft ablenken?
- Welche Aufgaben oder Tätigkeiten erledige ich immer wieder, obwohl sie eigentlich nicht wichtig oder dringend sind?
- Gibt es Menschen oder Situationen, die mich häufig unterbrechen oder ablenken?
- Habe ich klare Prioritäten und Ziele für meinen Tag oder lasse ich mich leicht von anderen Dingen ablenken?
- In welchen Situationen verliere ich die Zeit aus den Augen und merke erst später, dass ich viel länger damit verbracht habe als geplant?
- Welche Gewohnheiten oder Routinen könnte ich ändern, um meine Zeit effektiver zu nutzen?
- Welche konkreten Schritte kann ich unternehmen, um Ablenkungen zu minimieren und meine Zeit besser zu managen?

Nachdem Sie diese Fragen beantwortet haben, können Sie Ihre Hauptquellen der Ablenkung und Zeitverschwendung identifizieren. Notieren Sie diese, um eine klare Vorstellung davon zu bekommen, wo Sie ansetzen müssen.

Notizen:

Challenge: „Den Dopaminrausch intelligent managen"

Eine häufige Herausforderung bei ADHS ist die Neigung zu impulsivem Verhalten und Ablenkung. Der ständige Zugang zu digitalen Medien verstärkt diese Problematik zusätzlich. Beispielsweise könnte das morgendliche Scrollen durch Social-Media-Feeds dazu führen, dass Ihr Dopamin bereits aufgebraucht ist und Sie keine Energie oder Konzentration für andere Aufgaben mehr haben.

Um dieses Problem zu lösen, könnten Sie eine Strategie anwenden, die als „Nichtstun" bezeichnet wird. Stellen Sie einen Timer für etwa 10 Minuten ein und erlauben Sie sich, während dieser Zeit bewusst nichts zu tun. Schalten Sie alle Ablenkungen aus und erlauben Sie Ihrem Gehirn, sich zu beruhigen und zu regenerieren. Nach dieser kurzen Pause werden Sie wahrscheinlich feststellen, dass Sie wieder mehr Energie und Fokus für andere Aufgaben haben. Verwenden Sie dazu folgende Vorlage:

Dauer: __________
(Tragen Sie hier die gewünschte Dauer ein, z. B. 10 Minuten)

Auswertung:
Nachdem Sie sich aktiv mit dem „Nichtstun" beschäftigt haben, beantworten Sie folgende Fragen:

- Wie habe ich mich, während der „Nichtstun"-Pause gefühlt?
- Was hat diese Pause mit mir gemacht?
- Welche Veränderungen habe ich nach der Pause bemerkt?
- Haben sich meine Energie und Konzentration verbessert?
- Welche Auswirkungen hatte diese Pause auf mein impulsives Verhalten und meine Ablenkung?
- Was habe ich aus dieser Erfahrung gelernt?
- Welche Erkenntnisse kann ich für mein Alltagsmanagement bei ADHS daraus ziehen?

Notizen:

Hinweis:
Diese Vorlage dient als Ausgangspunkt für Ihre persönliche Auswertung. Fühlen Sie sich frei, weitere Fragen oder Informationen hinzuzufügen, die Ihnen bei der Bewertung helfen können.

Das Management von ADHS im Alltag ist eine individuelle Herausforderung. Experimentieren Sie mit verschiedenen Techniken und Strategien, um herauszufinden, was für Sie am besten funktioniert. Nehmen Sie sich Zeit, um sich selbst kennenzulernen und Ihr Alltagsmanagement kontinuierlich zu verbessern.

Warum ist dies die oberste Priorität?

Selbstfürsorge und die Aufrechterhaltung der Gesundheit sind von größter Bedeutung für neurodivergente Menschen, insbesondere für diejenigen mit ADHS. Um Ihnen das zu erklären, ist es hilfreich, die Bedürfnispyramide zu berücksichtigen, bei der die physiologischen Bedürfnisse die Basis für alles bilden.

Bei ADHS besteht das Problem darin, dass genau diese grundlegenden Bedürfnisse im Alltag oft vernachlässigt oder vergessen werden. Dazu gehören ausreichender Schlaf, eine gesunde Ernährung und ausreichende Erholung. Die Symptome von ADHS, wie Schwierigkeiten bei der Konzentration, Impulsivität und ein ständiges Gefühl der Unruhe, können es Ihnen schwierig machen, Ihre täglichen Routinen zu strukturieren und auf Ihre körperliche Gesundheit zu achten.

Wenn diese grundlegenden Bedürfnisse nicht erfüllt werden, hat dies negative Auswirkungen auf Ihre anderen Bedürfnisse und Verpflichtungen. Zum Beispiel kann es schwierig sein, sich auf Arbeit oder schulische Aufgaben zu konzentrieren, Beziehungen aufrechtzuerhalten oder den Alltag effektiv zu bewältigen. Die Vernachlässigung der Grundbedürfnisse kann die Symptome von ADHS verschlimmern und die allgemeine Lebensqualität beeinträchtigen.

Aus diesem Grund ist es wichtig, eine Checkliste für Ihre Grundbedürfnisse zu erstellen, um sicherzustellen, dass Sie als neurodivergente Person mit ADHS Ihre Gesundheit und Selbstfürsorge priorisieren. Diese Checkliste könnte Maßnahmen zur Förderung von ausreichendem Schlaf, gesunder Ernährung, regelmäßiger Bewegung, Stressmanagement und Erholung umfassen. Durch die Befriedigung Ihrer Grundbedürfnisse können Sie eine solide Basis schaffen, um Ihre anderen Bedürfnisse und Verpflichtungen erfolgreich anzugehen und Ihr Wohlbefinden insgesamt zu verbessern.

1. Schlaf:

- Stellen Sie sicher, dass Sie genügend Zeit für ausreichenden Schlaf einplanen.
- Schaffen Sie eine angenehme Schlafumgebung, indem Sie auf Ruhe, Dunkelheit und eine komfortable Temperatur achten.
- Versuchen Sie, vor dem Schlafengehen eine entspannende Routine einzuführen, wie zum Beispiel Lesen oder Meditation.

2. Ernährung:

- Achten Sie auf eine ausgewogene Ernährung, die reich an Nährstoffen ist.
- Vermeiden Sie übermäßigen Konsum von zuckerhaltigen Lebensmitteln und Getränken, da diese zu Energieabfällen führen können.

• Essen Sie regelmäßige Mahlzeiten und versuchen Sie, gesunde Snacks dabei zu haben, um Energieabfälle zu vermeiden.

3. Bewegung:

• Planen Sie regelmäßige körperliche Aktivitäten ein, die Ihnen Freude bereiten.

• Finden Sie eine Sportart oder eine Form der Bewegung, die zu Ihnen passt, wie z. B. Yoga, Tanzen oder Wandern.

• Versuchen Sie, Bewegung in Ihren Alltag zu integrieren, zum Beispiel durch Spaziergänge in der Natur oder Treppensteigen statt Aufzugfahren.

4. Stressmanagement:

• Identifizieren Sie Stressauslöser und suchen Sie nach Strategien, um mit ihnen umzugehen.

• Entwickeln Sie Entspannungstechniken, die Ihnen helfen, Stress abzubauen, wie z. B. Atemübungen, Meditation oder das Hören beruhigender Musik.

• Nehmen Sie sich regelmäßig Zeit für sich selbst, um sich zu erholen und wieder aufzuladen.

5. Erholung:

• Planen Sie regelmäßige Pausen und freie Zeit ein, um sich zu entspannen und Ihren Geist zur Ruhe kommen zu lassen.

• Finden Sie Aktivitäten, die Ihnen Freude bereiten und Ihnen helfen, Stress abzubauen, wie z. B. Hobbys, Lesen oder kreative Tätigkeiten.

• Achten Sie darauf, genügend Ruhezeit in Ihren Tagesablauf einzuplanen und sich nicht zu überlasten.

Diese Checkliste kann Ihnen helfen, Ihre grundlegenden Bedürfnisse als neurodivergente Person mit ADHS zu berücksichtigen und Ihre Gesundheit sowie Ihre Selbstfürsorge zu priorisieren. Passen Sie sie gerne an Ihre individuellen Bedürfnisse und Vorlieben an.

Den Dopamin-Stoffwechsel natürlich pushen

Selbstfürsorge und die Förderung des Dopamin-Stoffwechsels können eine wichtige Rolle bei der Bewältigung von ADHS (Aufmerksamkeitsdefizit-/Hyperaktivitätsstörung) spielen. Hier sind einige Möglichkeiten, wie Sie Ihren Dopamin-Stoffwechsel auf natürliche Weise ankurbeln können:

• Dopamin-Boost-Tätigkeiten: Es gibt bestimmte Aktivitäten, die dazu beitragen können, die Dopaminproduktion im Gehirn zu erhöhen. Dazu gehören Aufgaben, die Sie als belohnend oder herausfordernd empfinden, wie zum Beispiel das Lösen von Rätseln, das Lernen neuer Fähigkeiten oder das Erreichen von Zielen. Durch die Konzentration auf diese Aktivitäten können Sie Ihre Dopaminrezeptoren aktivieren und das Wohlbefinden steigern.

• Sport und körperliche Aktivität: Regelmäßige körperliche Bewegung kann den Dopamin-Stoffwechsel auf natürliche Weise anregen. Beim Sport werden Endorphine freigesetzt, die das Glücksgefühl steigern können. Wählen Sie Aktivitäten, die Ihnen Freude bereiten, wie zum Beispiel Tanzen, Laufen, Schwimmen oder Yoga. Diese können Ihnen nicht nur dabei helfen, Ihre Dopaminproduktion zu erhöhen, sondern auch Stress abbauen und die Konzentrationsfähigkeit verbessern.

• Ernährung: Eine ausgewogene Ernährung kann ebenfalls zur Steigerung des Dopamin-Stoffwechsels beitragen. Es wird empfohlen, Lebensmittel zu sich zu nehmen, die reich an bestimmten Nährstoffen sind, die für die Dopaminproduktion wichtig sind. Dazu gehören Proteine wie Fisch, Geflügel, Eier und Hülsenfrüchte sowie Lebensmittel, die reich an Tyrosin sind, einer Aminosäure, die als Vorläufer von Dopamin fungiert. Dazu zählen Mandeln, Bananen, Avocados und Kürbiskerne.

• Stressreduktion: Chronischer Stress kann den Dopamin-Stoffwechsel negativ beeinflussen. Daher ist es wichtig, Stress zu reduzieren und Entspannungstechniken in Ihren Alltag zu integrieren. Meditation, Atemübungen, Massagen oder auch das Verfolgen von Hobbys und Interessen können dazu beitragen, Stress abzubauen und das Dopamin-System zu unterstützen.

Was sollten Sie eher vermeiden?

• Übermäßiger Konsum von stimulierenden Substanzen: Der übermäßige Konsum von stimulierenden Substanzen wie Koffein oder Nikotin kann den Dopamin-Stoffwechsel beeinflussen und zu einer Toleranzentwicklung führen. Langfristig kann dies zu einer Abnahme der Dopaminrezeptoren und einer verringerten Wirkung des körpereigenen Dopaminsystems führen. Daher ist es ratsam, den Konsum solcher Substanzen zu reduzieren oder zu vermeiden.

- Ungesunde Ernährungsgewohnheiten: Eine Ernährung, die reich an verarbeiteten Lebensmitteln, Zucker und gesättigten Fettsäuren ist, kann den Dopamin-Stoffwechsel beeinträchtigen. Es wird empfohlen, eine gesunde Ernährung mit ausreichend Obst, Gemüse, Vollkornprodukten und gesunden Fetten zu wählen, um den Körper mit den notwendigen Nährstoffen zu versorgen und den Dopamin-Stoffwechsel zu unterstützen.
- Übermäßiger Bildschirmkonsum: Längeres Sitzen vor Bildschirmen, sei es beim Fernsehen, Spielen oder Surfen im Internet, kann zu einer verringerten Dopaminproduktion führen. Es ist wichtig, regelmäßige Pausen einzulegen und Zeit für andere Aktivitäten wie Bewegung, soziale Interaktionen und Hobbys einzuplanen.

Es ist jedoch darauf hinzuweisen, dass diese Maßnahmen zur Förderung Ihres Dopaminstoffwechsels nur ein Teil einer umfassenden Behandlung von ADHS sind.

Schlaf & Regeneration

Schlaf und Regeneration spielen eine entscheidende Rolle für Ihre Gesundheit und Selbstfürsorge bei ADHS. Dieser Aspekt ist besonders wichtig, da ADHS mit einer Reihe von neurologischen Herausforderungen verbunden ist.

Aus neurologischer Sicht ist Schlaf von zentraler Bedeutung, da er die Funktion und Entwicklung des Gehirns beeinflusst. Bei Ihnen als Person mit ADHS können Schlafstörungen auftreten, die Ihr allgemeines Funktionieren des Gehirns beeinträchtigen können. Der Schlafmangel kann zu einer Beeinträchtigung Ihrer kognitiven Funktionen, Ihrer Aufmerksamkeit, Ihres Gedächtnisses und Ihrer emotionalen Regulation führen, die bereits bei ADHS beeinträchtigt sein können. Es ist daher entscheidend, ausreichend qualitativen Schlaf zu erhalten, um diese Symptome zu mildern und Ihr allgemeines Wohlbefinden zu verbessern.

Um Ihr Schlafverhalten zu optimieren, gibt es einige bewährte Methoden, die Ihnen helfen können. Eine konsequente Schlafenszeit und Aufstehzeit sind wichtig, um einen stabilen Schlaf-Wach-Rhythmus zu etablieren. Es ist ratsam, vor dem Schlafengehen eine entspannende Routine einzuführen, um Ihren Körper auf den Schlaf vorzubereiten. Dies kann beispielsweise ein warmes Bad, das Lesen eines Buches oder das Hören beruhigender Musik umfassen.

Darüber hinaus kann Biohacking als Hilfsmittel zur Optimierung Ihres Schlafs bei ADHS dienen.

Definition: Biohacking
Biohacking bezieht sich auf den bewussten Einsatz von Techniken und Strategien, um die körperliche und geistige Leistungsfähigkeit zu verbessern und das allgemeine Wohlbefinden zu steigern. Es ist eine Art des Selbst-Experiments, bei dem Menschen verschiedene Ansätze anwenden, um ihre biologischen Systeme zu optimieren.

Biohacking umfasst eine breite Palette von Praktiken, die darauf abzielen, die Gesundheit, Energie, Konzentration, Schlafqualität, Stimmung und kognitive Funktionen zu verbessern. Es beinhaltet oft die Verwendung von Technologien, Apps, Nahrungsergänzungsmitteln, Diäten, Bewegung, Meditation, Kälte- oder Hitzetherapien und anderen Ansätzen.

Ein Beispiel für Biohacking im Bereich des Schlafs ist die Verwendung von Schlafüberwachungsgeräten, wie beispielsweise tragbare Sensoren oder Smartwatches, um Schlafmuster und Schlafqualität zu analysieren. Aufgrund der gesammelten Daten können dann gezielte Anpassungen vorgenommen werden, um die Schlafqualität zu verbessern, wie beispielsweise die Anpassung von Schlafzeiten, Schlafumgebungen oder Schlafgewohnheiten. Sie können diese Daten auch in folgender Tabelle festhalten:

Datum	Schlafenszeit (Uhrzeit)	Aufwachzeit (Uhrzeit)	Schlafdauer (Stunden)	Schlafqualität (Bewertung)

Es gibt auch andere Tipps und Hacks, die Ihnen helfen können, Ihren Schlaf zu fördern und Ihre Regeneration zu unterstützen. Regelmäßige körperliche Aktivität, insbesondere am Tag, kann dazu beitragen, Ihre Schlafqualität zu verbessern. Ihr Schlafzimmer sollte ein ruhiger und komfortabler Raum sein, der frei von Ablenkungen wie Fernsehern oder elektronischen Geräten ist. Entspannungstechniken wie Meditation oder Atemübungen vor dem Schlafengehen können ebenfalls hilfreich sein, um Ihren Geist zu beruhigen und den Übergang zum Schlaf zu erleichtern. Zusammenfassend sind Schlaf und Regeneration von großer Bedeutung für Sie als Person mit ADHS, da sie Ihre neurologische Funktion unterstützen und Ihr allgemeines Wohlbefinden verbessern können. Durch die Optimierung Ihres Schlafverhaltens, einschließlich einer regelmäßigen Routine und der Verwendung von Biohacking-Techniken, sowie durch die Implementierung von Tipps und Hacks, wie regelmäßiger körperlicher Aktivität und Entspannungstechniken, können Sie Ihren Schlaf und Ihre Regeneration fördern, um ein besseres Wohlbefinden zu erlangen.

Tipps auf einen Blick:

- Ausreichender qualitativer Schlaf ist wichtig, um Symptome wie eingeschränkte kognitive Funktionen und Aufmerksamkeit sowie ein eingeschränktes Gedächtnis und eine eingeschränkte emotionale Regulation zu mildern.
- Tipps zur Optimierung des Schlafverhaltens umfassen eine konsequente Schlafenszeit und Aufstehzeit sowie eine entspannende Routine vor dem Schlafengehen (z. B. warmes Bad, Buch lesen, beruhigende Musik hören).
- Biohacking kann als Hilfsmittel zur Schlafoptimierung dienen, um die körperliche und geistige Leistungsfähigkeit zu verbessern und das allgemeine Wohlbefinden zu steigern.
- Biohacking umfasst eine Vielzahl von Praktiken wie Technologieanwendungen, Nahrungsergänzungsmittel, Diäten, Bewegung, Meditation, Kälte- oder Hitzetherapien.
- Die Verwendung von Schlafüberwachungsgeräten kann helfen, Schlafmuster und -qualität zu analysieren und gezielte Anpassungen vorzunehmen.
- Weitere Tipps zur Schlaf- und Regenerationsoptimierung umfassen regelmäßige körperliche Aktivität, ein ruhiges und ablenkungsfreies Schlafzimmer sowie Entspannungstechniken wie Meditation oder Atemübungen vor dem Schlafengehen.

Screen-Verhalten

Screen-Verhalten bezieht sich auf die Nutzung von Bildschirmen wie Computer, Smartphones, Tablets und Fernseher. Im Kontext von Gesundheit und Selbstfürsorge bei ADHS kann das Screen-Verhalten eine besondere Herausforderung darstellen. Hier sind einige Gründe, warum der exzessive Gebrauch von Bildschirmen für Sie problematisch sein kann:

- Überstimulation: Neurodivergente Menschen, darunter auch ADHS-Betroffene, sind oft empfindlicher gegenüber sensorischen Reizen. Bildschirme erzeugen eine Vielzahl visueller, auditiver und manchmal sogar taktiler Reize, die das Gehirn überfordern können. Die ständige Stimulation kann zu Reizüberflutung und erhöhter Ablenkbarkeit führen, was die Konzentration und die Aufmerksamkeitsspanne beeinträchtigen kann.
- Manipulation des Belohnungsverhaltens: Bildschirme, insbesondere digitale Medien und soziale Netzwerke, sind darauf ausgelegt, Belohnungen in Form von Likes, Kommentaren oder Benachrichtigungen zu bieten. Dieses Belohnungssystem kann bei neurodivergenten Menschen, insbesondere bei ADHS, eine starke Wirkung haben. Die schnelle und unmittelbare Befriedigung, die durch die Interaktion mit Bildschirmen entsteht, kann zu einer

starken Anziehungskraft führen und das Verlangen nach weiterer Nutzung verstärken. Dies kann zu einem problematischen Muster von exzessivem Bildschirmgebrauch führen.

Um Kontrolle über das Screen-Verhalten zu erlangen, können folgende Tipps und Tricks hilfreich sein:

- Bewusstsein schaffen: Der erste Schritt besteht darin, sich des eigenen Screen-Verhaltens bewusst zu werden und zu erkennen, ob es ein problematisches Ausmaß annimmt. Nehmen Sie sich Zeit, um zu reflektieren, wie viel Zeit Sie täglich mit Bildschirmen verbringen und wie es sich auf Ihre Stimmung, Konzentration und Produktivität auswirkt.
- Grenzen setzen: Legen Sie klare Regeln und Grenzen für die Bildschirmnutzung fest. Dies kann beispielsweise bedeuten, bestimmte Zeiträume festzulegen, in denen Bildschirme vermieden oder eingeschränkt werden, wie beispielsweise vor dem Schlafengehen. Es kann auch hilfreich sein, sich Zeitlimits für die Nutzung von bestimmten Apps oder Websites zu setzen.
- Alternative Aktivitäten finden: Entdecken Sie alternative Aktivitäten, die Ihnen Freude bereiten und Ihre Aufmerksamkeit fesseln können. Dies könnten Hobbys, Sport, Lesen oder soziale Interaktionen außerhalb der digitalen Welt sein. Wenn Sie andere Quellen der Befriedigung finden, wird es leichter, die übermäßige Abhängigkeit von Bildschirmen zu reduzieren.
- Technologieunterstützung nutzen: Es gibt verschiedene technologische Hilfsmittel, die Ihnen helfen können, Ihr Screen-Verhalten zu kontrollieren. Dies können Apps oder Tools sein, die Bildschirmzeit verfolgen, Benachrichtigungen einschränken oder den Zugriff auf bestimmte Apps oder Websites blockieren.

Da jeder Mensch individuell ist, sind nicht alle Ratschläge gleich wirksam. Probieren Sie also verschiedene Tipps aus und finden Sie heraus, was für Sie am besten funktioniert.

Ernährung

Eine gesunde Ernährung kann einen großen Einfluss auf die Gesundheit und das Wohlbefinden von Menschen mit ADHS haben. Es ist entscheidend, dass Sie eine Ernährungsroutine entwickeln, die speziell auf Ihre Bedürfnisse zugeschnitten ist.

Ein wesentlicher Aspekt der Ernährung ist die Aufrechterhaltung eines stabilen Cortisolspiegels.

Definition: Cortisol
Cortisol wird oft als „Stresshormon" bezeichnet, da seine Freisetzung als Reaktion auf Stress und Bedrohung erfolgt. Es spielt eine wichtige Rolle bei der Regulation des Stoffwechsels, des Immunsystems, des Blutzuckerspiegels und des Entzündungsprozesses.

Durch die Wahl der richtigen Lebensmittel und Mahlzeitenkombinationen kann Ihr Blutzuckerspiegel stabilisiert werden, was wiederum Blutzuckerschwankungen reduziert und Stress vorbeugt.

Ziel ist es, Ihre Ernährung zu einem unterstützenden Faktor und nicht zu einer zusätzlichen Belastung zu machen. Eine gute Strategie ist es, sich auf einfache und praktische „No-Brainer-Rezepte" zu konzentrieren. Diese Rezepte sollten aus leicht verfügbaren Zutaten bestehen und schnell zubereitet werden können, um den Alltag nicht zu überlasten.

Beispiele für solche Rezepte sind:

- **Haferflocken mit frischen Früchten und Nüssen**: Dieses Frühstück ist einfach zuzubereiten und liefert wichtige Nährstoffe wie Ballaststoffe, Vitamine und Mineralstoffe. Haferflocken haben einen niedrigen glykämischen Index, was bedeutet, dass sie den Blutzuckerspiegel stabil halten können.
- **Avocado-Toast**: Avocado-Toast besteht aus geröstetem Brot, das mit Avocado-Mus bestrichen und mit verschiedenen Toppings garniert wird. Avocado ist eine gesunde Quelle von ungesättigten Fettsäuren, die helfen können, den Cholesterinspiegel zu senken und das Herz-Kreislauf-System zu unterstützen. Sie enthält auch Ballaststoffe, Vitamine (wie Vitamin K, Vitamin E und verschiedene B-Vitamine) sowie Mineralstoffe wie Kalium und Magnesium. Zusammen mit den gesunden Fetten und Nährstoffen in der Avocado kann Avocado-Toast ein sättigendes Frühstück sein, das Energie für den Tag liefert.
- **Quinoa-Salat mit Avocado und Kichererbsen:** Quinoa ist eine proteinreiche Pseudogetreidesorte, die eine gute Alternative zu Weizen oder Reis darstellt. Kombinieren Sie gekochte Quinoa mit frischem Gemüse wie Tomaten, Gurken, Avocado und Kichererbsen. Das Hinzufügen von gesunden Fetten aus Avocado kann dazu beitragen, den Blutzuckerspiegel zu stabilisieren und gleichzeitig wichtige Nährstoffe bereitzustellen.

- **Süßkartoffel-Bohnen-Chili:** Dieses herzhafte Gericht kombiniert Süßkartoffeln, Bohnen und Gewürze zu einem köstlichen Chili. Die Süßkartoffeln verleihen dem Chili eine angenehme Süße und sind eine gute Quelle für Ballaststoffe, Vitamine und Mineralstoffe. Die Bohnen liefern pflanzliches Protein und zusätzliche Ballaststoffe. Gemeinsam bilden sie eine sättigende Mahlzeit, die den Körper mit wichtigen Nährstoffen versorgt. Das Chili kann mit Gewürzen wie Kreuzkümmel, Paprika und Cayennepfeffer gewürzt werden, um ihm eine angenehme Würze zu verleihen. Servieren Sie es mit Reis oder Tortilla-Chips für eine vollständige Mahlzeit.
- **Gemüsepfanne mit Hähnchen**: Dies ist eine schnelle und nahrhafte Option für das Abendessen. Wählen Sie eine Vielzahl von buntem Gemüse, wie Paprika, Brokkoli, Zucchini, und braten Sie es mit etwas Hähnchenfleisch in Olivenöl an. Dieses Gericht bietet eine gute Menge an Proteinen und Ballaststoffen, die den Blutzuckerspiegel stabilisieren können.
- **Gebackener Lachs mit gebratenem Gemüse**: Beginnen Sie mit einem frischen Lachsfilet, das mit Zitronensaft, Salz und Pfeffer gewürzt wird. Backen Sie den Lachs im Ofen, bis er zart und saftig ist. In der Zwischenzeit können Sie eine bunte Gemüsemischung vorbereiten, bestehend aus Paprika, Zucchini, Karotten und Pilzen. Braten Sie das Gemüse in Olivenöl an, bis es leicht gebräunt ist und seine Knackigkeit bewahrt. Servieren Sie den gebackenen Lachs auf einem Bett aus gebratenem Gemüse und garnieren Sie es mit frischen Kräutern wie Dill oder Petersilie. Dieses Gericht ist reich an Omega-3-Fettsäuren aus dem Lachs und liefert gleichzeitig eine Fülle von Vitaminen und Mineralstoffen aus dem Gemüse, was es zu einer gesunden und ausgewogenen Mahlzeit macht.

Jeder Mensch hat andere Ernährungsbedürfnisse. Es kann hilfreich sein, mit Ihrem Ernährungsberater oder Facharzt zusammenzuarbeiten, um eine individuelle Ernährungsstrategie zu entwickeln, die speziell auf Ihre Bedürfnisse zugeschnitten ist.

Drogen & Medikamente

Drogen und Medikamente können eine wichtige Rolle für die Gesundheit und das Selbstmanagement von Menschen mit ADHS spielen. Es ist in diesem Kontext von Bedeutung, die Wirkungen der verschiedenen Substanzen zu verstehen, um eine informierte Entscheidung über ihren Gebrauch treffen zu können.

Alkohol und Medikamente können sowohl positive als auch negative Auswirkungen auf Menschen mit ADHS haben. Bei Menschen mit ADHS kann die Wirkung von Alkohol anders sein als bei Menschen ohne diese Störung. Es gibt verschiedene Faktoren zu beachten:

- **Aufmerksamkeit und Impulskontrolle:** Menschen mit ADHS haben bereits Schwierigkeiten, ihre Aufmerksamkeit zu fokussieren und Impulse zu kontrollieren. Alkohol kann diese Probleme verstärken und zu verminderter Konzentration, erhöhter Ablenkbarkeit und impulsivem Verhalten führen.
- **Stimmungs- und Verhaltensveränderungen:** Alkohol wirkt auf das zentrale Nervensystem und kann die Stimmung beeinflussen. Bei Menschen mit ADHS können depressive Verstimmungen oder Angstsymptome verstärkt werden. Zudem kann Alkohol das Risiko für impulsive Handlungen erhöhen, da die Hemmschwelle gesenkt wird.
- **Schlafstörungen**: Menschen mit ADHS haben häufiger Schlafstörungen. Alkohol kann zu einer Beeinträchtigung der Schlafqualität führen, was sich negativ auf die Aufmerksamkeit und das allgemeine Wohlbefinden auswirken kann.
- **Langzeiteffekte**: Bei regelmäßigem Alkoholkonsum kann es zu Langzeiteffekten kommen, die sich bei Menschen mit ADHS möglicherweise stärker auswirken. Dazu gehören kognitive Beeinträchtigungen, Gedächtnisprobleme und ein erhöhtes Risiko für Abhängigkeit.

Medikamente, die zur Behandlung von ADHS eingesetzt werden, wie zum Beispiel Stimulanzien (z. B. Methylphenidat), wirken auf das zentrale Nervensystem und helfen dabei, die Aufmerksamkeit und Impulsivität zu kontrollieren. Sie können die kognitiven Fähigkeiten verbessern und die Symptome von ADHS verringern. Die Wirkung dieser Medikamente kann jedoch von Person zu Person unterschiedlich sein und die Einnahme unter ärztlicher Aufsicht ist wichtig, um die richtige Dosierung und Überwachung zu gewährleisten.

Bestimmte Angewohnheiten wie Binge-Drinking (exzessives Trinken in kurzer Zeit) oder die Unterdrückung von Hunger können besonders problematisch sein. Binge-Drinking kann die emotionalen und kognitiven Funktionen beeinträchtigen, was zu vermehrten Impulsivitäts- und Konzentrationsproblemen führen kann. Die Unterdrückung von Hunger kann zu einer unregelmäßigen Einnahme von Mahlzeiten und einem Ungleichgewicht im Blutzuckerspiegel führen, was sich negativ auf die Stimmung und die Konzentrationsfähigkeit auswirken kann. Auch Alltagsdrogen wie Koffein und Zucker können Auswirkungen auf Menschen mit ADHS haben. Koffein, das in Kaffee, Tee, Energy-Drinks und einigen Softdrinks enthalten ist, kann vorübergehend die Aufmerksamkeit und Wachsamkeit erhöhen. Hohe Mengen an Koffein können jedoch zu Schlafstörungen führen, was sich wiederum negativ auf die Symptome von ADHS auswirken kann. Zucker kann kurzfristig Energie liefern, aber ein übermäßiger Konsum kann zu Blutzuckerschwankungen führen, die zu Stimmungsschwankungen und Konzentrationsproblemen beitragen können. Es ist daher ratsam, den Konsum von zuckerhaltigen Lebensmitteln und Getränken zu moderieren und eine ausgewogene Ernährung anzustreben.

Im Umgang mit Drogen und Medikamenten bei ADHS ist es entscheidend, individuelle Unterschiede zu berücksichtigen und sich bewusst zu sein, dass die Reaktionen auf verschiedene Substanzen variieren können. Selbstfürsorge beinhaltet auch die Beachtung des eigenen Körpers und die bewusste Entscheidung, welche Substanzen in welchen Mengen konsumiert werden, um eine optimale Gesundheit und Lebensqualität zu erreichen.

Tägliche Gewohnheiten

Tägliche Gewohnheiten spielen eine wichtige Rolle für die Gesundheit und Selbstfürsorge von Menschen mit ADHS. Wenn Sie gesunde Gewohnheiten entwickeln und diese zu Routinen werden lassen, können Sie Ihr Wohlbefinden verbessern und Ihren Alltag effektiver bewältigen. Ein nützliches Instrument zur Unterstützung dieses Prozesses ist ein Gewohnheitstagebuch. Ein Gewohnheitstagebuch ist eine Art Tagebuch, in dem man seine täglichen Gewohnheiten und Routinen festhalten kann. Es hilft, den Überblick über Ihre Ziele, Fortschritte und Herausforderungen zu behalten. Indem Sie Ihre Gewohnheiten aufschreiben, erhalten Sie eine visuelle Darstellung Ihrer täglichen Aktivitäten, die es Ihnen ermöglicht, Muster zu erkennen und Anpassungen vorzunehmen, um Ihre Selbstfürsorge zu verbessern.

Anleitung zum Gewohnheitstagebuch:

- **Wählen Sie ein geeignetes Tagebuch oder ein Notizbuch:** Entscheiden Sie sich für ein Tagebuch, das Ihnen gefällt und das Sie gerne benutzen möchten. Es kann ein einfaches Notizbuch, ein Bullet Journal oder eine spezielle Gewohnheitstracker-Vorlage sein.
- **Definieren Sie Ihre Ziele:** Überlegen Sie sich, welche Gewohnheiten Sie entwickeln oder verbessern möchten. Das können Bereiche wie körperliche Aktivität, Ernährung, Schlaf, Medikamenteneinnahme, Entspannungstechniken oder andere Selbstfürsorgepraktiken sein. Schreiben Sie diese Ziele am Anfang Ihres Gewohnheitstagebuchs auf.
- **Erstellen Sie eine Tabelle oder eine Checkliste**: Auf jeder Seite Ihres Tagebuchs erstellen Sie eine Tabelle oder eine Checkliste, um Ihre Gewohnheiten zu verfolgen. Schreiben Sie die Gewohnheiten in die Spalten oder die Liste und lassen Sie Platz, um die Daten einzutragen.
- **Dokumentieren Sie Ihre Gewohnheiten**: Beginnen Sie jeden Tag mit der Eintragung Ihrer Gewohnheiten in das Tagebuch. Sie können entweder ein Häkchen setzen, wenn Sie die Gewohnheit ausgeführt haben, oder eine Bewertungsskala verwenden, um die Qualität oder den Fortschritt zu bewerten. Sie können auch zusätzliche Informationen hinzufügen, wie z. B. die Dauer der Aktivität oder besondere Anmerkungen.

- **Überprüfen Sie regelmäßig Ihre Fortschritte**: Nehmen Sie sich regelmäßig Zeit, um Ihre Fortschritte zu überprüfen. Gehen Sie Ihre Einträge durch und beobachten Sie, wie gut Sie Ihre Ziele erreicht haben. Identifizieren Sie Muster, Hindernisse oder Bereiche, in denen Sie sich verbessern können.
- **Passen Sie Ihre Gewohnheiten an:** Basierend auf Ihren Beobachtungen und Erkenntnissen können Sie Ihre Gewohnheiten anpassen. Sie können neue Gewohnheiten hinzufügen, andere entfernen oder bestehende modifizieren. Notieren Sie diese Anpassungen in Ihrem Tagebuch.
- **Seien Sie geduldig und behalten Sie den Fokus**: Die Etablierung neuer Gewohnheiten erfordert Zeit und Ausdauer. Seien Sie geduldig mit sich selbst und lassen Sie sich nicht entmutigen, wenn Sie Rückschläge erleben. Bleiben Sie fokussiert auf Ihre Ziele und erinnern Sie sich daran, dass kleine Schritte in die richtige Richtung große Veränderungen bewirken können.
- **Feiern Sie Erfolge:** Vergessen Sie nicht, Ihre Erfolge zu feiern, egal, wie klein sie auch sein mögen. Belohnen Sie sich, wenn Sie Ihre Ziele erreichen oder wichtige Meilensteine erreichen. Dies wird Ihre Motivation steigern und Ihnen helfen, weiterhin an Ihren Gewohnheiten zu arbeiten.

Ein Gewohnheitstagebuch ist ein individuelles Werkzeug, also passen Sie diese Anleitung Ihren Bedürfnissen an. Sie sollten sich mit dem Tagebuch wohlfühlen und es regelmäßig nutzen, um den größtmöglichen Nutzen daraus zu ziehen.

Der Aufbau gesunder Gewohnheiten erfordert Zeit und Geduld. Setzen Sie realistische Ziele und unternehmen Sie kleine Schritte. Beginnen Sie damit, eine gesunde Gewohnheit zu wählen, die Sie in Ihrem Alltag integrieren möchten. Dies könnte beispielsweise das regelmäßige Meditieren, Sporttreiben oder das Einhalten einer ausgewogenen Ernährung sein. Konzentrieren Sie sich darauf, diese Gewohnheit Schritt für Schritt zu etablieren, anstatt alles auf einmal zu verändern. Eine Morgenroutine mit einer Checkliste kann ein hilfreiches Beispiel für eine gesunde Gewohnheit bei ADHS sein. Erstellen Sie eine Liste mit Aufgaben, die Sie jeden Morgen erledigen, um Ihren Tag gut zu beginnen. Dies könnte das Aufstehen zur gleichen Zeit, das Einnehmen von Medikamenten, das Ausführen einer kurzen Fitnessübung oder das Frühstücken sein. Indem Sie eine Checkliste verwenden, können Sie sicherstellen, dass Sie Ihre gewünschten Aktivitäten durchführen und sich dabei auf das Wesentliche konzentrieren.

Morgenroutine Checkliste:

1. Aufstehen zur gleichen Zeit:
Wecker stellen und zur festgelegten Zeit aufstehen.

2. Gesicht waschen und Zähne putzen:
Gründlich das Gesicht mit Wasser waschen.
Zähne putzen und Zahnseide verwenden.

3. Dehnen oder kurze Fitnessübung:
Ein paar Minuten lang sanfte Dehnübungen machen oder eine kurze Fitnessübung durchführen, um den Körper aufzuwecken.

4. Medikamente einnehmen (falls erforderlich):
Wenn Medikamente verschrieben wurden, diese zur festgelegten Zeit einnehmen.

5. Frühstücken:
Eine ausgewogene Mahlzeit einnehmen, die Kohlenhydrate, Protein und gesunde Fette enthält.

6. Wasser trinken:
Ein großes Glas Wasser trinken, um den Körper zu hydratisieren.

7. Tagesplanung:
Einen kurzen Blick auf den Tagesplan werfen und wichtige Aufgaben priorisieren.

8. Persönliche Pflege:
Körperpflege durchführen, wie z. B. Haare kämmen, sich schminken oder Bartpflege betreiben.

9. Kleidung und Accessoires auswählen:
Eine geeignete Kleidung für den Tag auswählen und passende Accessoires hinzufügen.

10. Positiver Start:
Ein paar Minuten lang positive Affirmationen wiederholen oder eine kurze Meditation durchführen, um einen positiven Start in den Tag zu haben.

11. Tasche oder Rucksack packen:
Alle benötigten Gegenstände wie Laptop, Bücher oder Unterlagen in die Tasche oder den Rucksack packen.

12. Letzter Blick in den Spiegel:
Einen letzten Blick in den Spiegel werfen, um sicherzustellen, dass alles in Ordnung ist.

13. Losgehen:
Den Tag starten und die geplante Tätigkeit aufnehmen.

Hinweis:
Passen Sie diese Checkliste an Ihre persönlichen Bedürfnisse und Vorlieben an. Sie können auch weitere Elemente hinzufügen, die für Sie wichtig sind, wie z. B. das Schreiben in ein Dankbarkeitstagebuch oder das Lesen von inspirierenden Zitaten. Das Ziel ist es, eine strukturierte Routine zu entwickeln, die Ihnen hilft, den Tag erfolgreich zu beginnen und sich gut um sich selbst zu kümmern. Jeder Mensch hat unterschiedliche Bedürfnisse und Vorlieben. Finden Sie heraus, welche Gewohnheiten für Sie am besten funktionieren, und passen Sie diese Ihren individuellen Bedürfnissen an. Experimentieren Sie mit verschiedenen Ansätzen und seien Sie geduldig mit sich selbst. Es ist normal, dass es einige Zeit dauert, bis sich neue Gewohnheiten festigen.

Zusammenfassend lässt sich sagen, dass die Etablierung täglicher Gewohnheiten eine wichtige Strategie für Ihre Gesundheit und Selbstfürsorge ist. Durch die Nutzung eines Gewohnheitstagebuchs, den Aufbau gesunder Gewohnheiten und die Implementierung einer Morgenroutine mit Checkliste können Sie Ihre Selbstfürsorge verbessern und Ihren Alltag effektiver gestalten.

Emotionale Selbstfürsorge

Emotionale Selbstfürsorge bezieht sich auf die Maßnahmen, die Sie ergreifen können, um Ihre emotionale Gesundheit zu fördern und Ihr Wohlbefinden im Zusammenhang mit ADHS zu verbessern. Es ist gut, sich bewusst Zeit für sich selbst zu nehmen und sich auf die eigenen Bedürfnisse zu konzentrieren. Hier sind einige Aspekte der emotionalen Selbstfürsorge, die Ihnen dabei helfen können:

- **Abgrenzung zu anderen**: Das bedeutet, sich von negativen Einflüssen oder stressigen Situationen abzugrenzen. ADHS kann manchmal zu Reizüberflutung führen und es ist wichtig, sich von solchen Reizen zurückzuziehen, um Ihre Emotionen zu regulieren. Das kann bedeuten, dass Sie sich von Menschen oder Umgebungen entfernen, die Ihnen Energie rauben oder Stress verursachen.

- **Alone-Time:** Zeit für sich selbst zu haben, kann besonders für Menschen mit ADHS sehr wertvoll sein. Allein zu sein, gibt Ihnen die Möglichkeit, sich zu entspannen, sich zu erholen und Ihre Gedanken zu sammeln. Es kann auch helfen, Ihre Emotionen zu regulieren und Überstimulation zu vermeiden. Nutzen Sie diese Zeit, um Aktivitäten zu tun, die Ihnen Freude bereiten, wie zum Beispiel Lesen, Musikhören oder einfach nur in der Natur spazieren gehen.

- **Meditation**: Meditation ist eine Technik, bei der Sie Ihre Aufmerksamkeit auf den gegenwärtigen Moment richten und Ihren Geist beruhigen. Es kann Ihnen helfen, Ihre Gedanken zu klären, Stress abzubauen und Ihre Emotionen zu regulieren. Für Menschen mit ADHS kann regelmäßige Meditation besonders vorteilhaft sein, da sie zur Verbesserung der Konzentration, zur Verringerung von impulsiven Reaktionen und zur Förderung der inneren Ruhe beitragen kann. Sie können verschiedene Arten von Meditation ausprobieren, wie zum Beispiel Achtsamkeitsmeditation oder geführte Visualisierungen.

Die oben genannten Aspekte der emotionalen Selbstfürsorge sind nur einige Beispiele, wie Sie Ihre emotionale Gesundheit bei ADHS fördern können. Jeder Mensch ist einzigartig, daher müssen Sie für sich herausfinden, welche Selbstfürsorge-Praktiken am besten zu Ihnen passen. Es kann hilfreich sein, mit einem Fachmann oder einer Fachfrau zu sprechen, um weitere Unterstützung und individuelle Empfehlungen zu erhalten.

ADHS richtig begegnen

In diesem Buch haben Sie sich mit den vielfältigen Aspekten von ADHS im Erwachsenenalter auseinandergesetzt. Gemeinsam haben wir untersucht, wie sich die Symptome von ADHS und ADS auf Ihren Alltag auswirken und welche Techniken und Tipps Ihnen helfen können, Ihren Alltag zu erleichtern.

Sie haben erkannt, wie wichtig ein effektives Zeitmanagement ist, um Ihren Tag zu strukturieren und Ihre Aufgaben zu bewältigen. Durch gezielte Konzentrationstechniken konnten Sie Ihre Fokussierung verbessern und produktiver arbeiten. Sie haben gelernt, wie Sie Ihre Beziehungen und Ihr soziales Leben positiv beeinflussen können, indem Sie Kommunikationsstrategien anwenden, die auf Ihre Bedürfnisse zugeschnitten sind.

Auch in Ihrem Berufsleben haben Sie große Fortschritte gemacht, da Sie Strategien entwickelt haben, um mit Ihren ADHS-Symptomen umzugehen. Durch ein besseres Verständnis Ihrer eigenen Stärken und Schwächen konnten Sie Ihre Fähigkeiten optimal einsetzen und beruflichen Erfolg erlangen.

Sie haben nicht nur in finanzieller Hinsicht, sondern auch im Bereich der Alltagsbewältigung wertvolle Strategien erlernt. Sie haben gelernt, Ihre Finanzen effizient zu verwalten und gleichzeitig Ihr Wohlbefinden zu steigern. Praktische Alltagsstrategien haben Ihnen geholfen, die Herausforderungen des Alltags erfolgreich zu meistern und Ihre Lebensqualität zu steigern.

Das begleitende Workbook hat Ihnen geholfen, aktiv an Ihrer persönlichen Entwicklung zu arbeiten. Durch die Bearbeitung der Aufgaben haben Sie Ihr Zeitmanagement weiter verfeinert, Ihre Konzentrationsfähigkeit gesteigert und neue Wege der Kommunikation entdeckt. Durch die Arbeit an sich selbst haben Sie Ihr inneres Potenzial freigesetzt und blicken zuversichtlich in die Zukunft.

Mit all diesen Werkzeugen und Erkenntnissen haben Sie nun die Möglichkeit, Ihr Leben mit ADHS im Erwachsenenalter voller Erfolg und Zufriedenheit zu gestalten. Denken Sie jedoch daran, dass es ein fortlaufender Prozess ist, der Geduld und Selbstliebe erfordert. Seien Sie stolz auf sich für die Meilensteine, die Sie bereits erreicht haben, und bleiben Sie bereit, sich weiterhin um Ihr Wohlergehen und Ihre persönliche Entwicklung zu kümmern. So können Sie ein erfülltes und glückliches Leben führen, trotz der Herausforderungen, die ADHS mit sich bringt.

Quellen

• Adamou, M., Arif, M., Asherson, P., Aw, T. C., Bolea, B., Coghill, D., ... & Young, S. (2013). Occupational issues of adults with ADHD. BMC psychiatry, 13(1), 1-7.

• Adler, L. A., & Chua, H. C. (2002). Management of ADHD in adults. *Journal of Clinical Psychiatry, 63*, 29-35.

• Asherson P, Adamou M, Bolea B et al. Is ADHD a valid diagnosis in adults? Yes. BMJ 2010; 340: c549.

• Asherson, P., Akehurst, R., Kooij, J. S., Huss, M., Beusterien, K., Sasané, R., ... & Hodgkins, P. (2012). Under diagnosis of adult ADHD: cultural influences and societal burden. Journal of Attention Disorders, 16(5_suppl), 20S-38S.

• Babinski, D. E., Pelham Jr, W. E., Molina, B. S., Waschbusch, D. A., Gnagy, E. M., Yu, J., ... & Biswas, A. (2011). Women with childhood ADHD: Comparisons by diagnostic group and gender. *Journal of psychopathology and behavioral assessment, 33*(4), 420-429.

• Barkley, R. A. (1997). *ADHD and the nature of self-control*. Guilford press.

• Barkley, R. A. (2006). ADHD in Adults. *Attention-deficit hyperactivity disorder: A handbook for diagnosis and treatment*, 248-296.

• Edel, M. A., Vollmoeller, W., & Krause, J. (2006). Diagnostik und Therapie der ADHS im Erwachsenenalter. *Aufmerksamkeitsdefizit-/Hyperaktivitätsstörung bei Erwachsenen*, 29-48.

• Elsässer, M., Newark, P. E., & Stieglitz, R. D. (2014). Selbstregulation, Lageorientierung und aufmerksamkeit bei erwachsenen adhs-patienten. *Zeitschrift für Klinische Psychologie und Psychotherapie*.

• Faraone SV, Biederman J, Mick E. The age-dependent decline of attention deficit hyperactivity dis-order: a meta-analysis of follow-up studies. Psychol Med 2006; 36(2): 159-165.

• Greiner, A., Langer, S., & Schütz, A. (2012). *Stressbewältigungstraining für Erwachsene mit ADHS*. Springer-Verlag.

• Greiner, A., Langer, S., Schütz, A., Greiner, A., Langer, S., & Schütz, A. (2012). ADHS im Erwachsenenalter.

• Kirillov, A. V., Tanatova, D. K., Vinichenko, M. V., & Makushkin, S. A. (2015). Theory and practice of time-management in education. *Asian Social Science, 11*(19), 193-204.

• Klein, C. (2012). Aufmerksamkeitsdefizit-/hyperaktivitätsstörungen in der lebensspanne. *Nervenheilkunde, 31*(07/08), 536-542.

- Klein, F. (2014). ADHS: Erwachsene leiden anders als Kinder. *DNP-Der Neurologe und Psychiater, 15*(2), 75-75.
- Krause, D. A., Gastpar, M., & Davids, E. (2006). ADHS bei Erwachsenen-unterscheiden sich Frauen und Männer?. *Krankenhauspsychiatrie, 17*(02), 54-61.
- Krause, J., & Krause, K. H. (2009). *ADHS im Erwachsenenalter: die Aufmerksamkeitsdefizit-/Hyperaktivitätsstörung bei Erwachsenen; mit 19 Tabellen.* Schattauer Verlag.
- Krause, J., & Krause, K. H. (2013). *ADHS im Erwachsenenalter: Symptome-Differenzialdiagnose-Therapie.* Schattauer Verlag.
- Lachenmeier, H. (2014). Selbstwertwahrnehmung bei ADHS Erwachsener. *Schweizer Archiv für Neurologie, Psychiatrie und Psychotherapie, 165 (2),* 47-53.
- Lauth, G. W., & Minsel, W. R. (2009). *ADHS bei Erwachsenen: Diagnostik und Behandlung von Aufmerksamkeits-/Hyperaktivitätsstörungen.* Hogrefe Verlag GmbH & Company KG.
- Moncrieff J, Timimi S. Is ADHD a valid diagnosis in adults? No. BMJ 2010; 340: c547.
- Neuhaus, C. (2022, July). ADHS. In *Fachlexikon der Sozialen Arbeit* (pp. 4-5). Nomos Verlagsgesellschaft mbH & Co. KG.
- Neuhaus, C. (2023). *ADHS bei Kindern, Jugendlichen und Erwachsenen: Symptome, Ursachen, Diagnose und Behandlung.* Kohlhammer Verlag.
- PREUSS, U. (2005). ADHS bei Erwachsenen. *Ars Medici,* (11), 506-512.
- Rösler, M., Retz, W., von Gontard, A., & Paulus, F. W. (Eds.). (2013). *Soziale Folgen der ADHS: Kinder-Jugendliche-Erwachsene.* Kohlhammer Verlag.
- Shaffer, D. (1994). Attention deficit hyperactivity disorder in adults. *The American journal of psychiatry.*
- Wilens, T. E., Biederman, J., Faraone, S. V., Martelon, M., Westerberg, D., & Spencer, T. J. (2009). Presenting ADHD symptoms, subtypes, and comorbid disorders in clinically referred adults with ADHD. *The Journal of clinical psychiatry, 70*(11), 15333.